Seeling/Ahnefeld
Störungen des Wasser-, Elektrolyt-
und Säuren-Basen-Status

D1719285

Störungen des Wasser-, Elektrolyt- und Säuren-Basen-Status

Ein Basisbuch
Mit einem Anhang Spurenelemente

Von
Professor Dr. med. Wulf Seeling
Professor Dr. med. Friedrich Wilhelm Ahnefeld
Universität Ulm
Universitätsklinik für Anästhesiologie

Mit 10 Abbildungen, davon 7 in Farbe, und 22 Tabellen

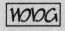

Wissenschaftliche Verlagsgesellschaft mbH Stuttgart 1988

Ein Markenzeichen kann warenzeichenrechtlich geschützt sein, auch wenn ein Hinweis auf etwa bestehende Schutzrechte fehlt.

Korrespondenzadresse:
Professor Dr. med. *Wulf Seeling*
Universität Ulm
Universitätsklinik für Anästhesiologie
Steinhövelstraße 9
D-7900 Ulm (Donau)

CIP-Titelaufnahme der Deutschen Bibliothek

Seeling, Wulf:
Störungen des Wasser-, Elektrolyt- und Säuren-Basen-Status :
e. Basisbuch ; mit e. Anh. Spurenelemente / von Wulf Seeling ;
Friedrich Wilhelm Ahnefeld. – Stuttgart : Wiss. Verl.-Ges.,
1988
    ISBN 3-8047-1006-9
NE: Ahnefeld, Friedrich W.:

Satz: Typographie Helmut Paul, Vaihingen (Enz)
Druck: Karl Hofmann, Schorndorf
Umschlaggestaltung: Hans Hug, Stuttgart

Vorwort

Störungen im Flüssigkeits-, Elektrolyt- und Säuren-Basen-Status kommen bei vielen internistischen, chirurgischen, urologischen, gynäkologisch-geburtshilflichen und pädiatrischen Erkrankungen vor. Es gibt kaum ein Gebiet der Medizin, auf welchem Kenntnisse hierüber nicht gefordert werden.

Für Anästhesisten ist die Unterstützung der Homöostase eines Patienten tägliche Routine.

Dieses Basisbuch entstand nach langjähriger, intensiver Praxis und Beschäftigung mit der Literatur; die Autoren wagen es, das was sie dabei selbst gelernt haben, einem interessierten Leserkreis weiterzugeben.

Ein später Dank gebührt an dieser Stelle *B. Truniger,* dessen Monographie über den Wasser-Elektrolyt-Haushalt unser Interesse an diesem Thema weckte bzw. förderte.

Wulf Seeling
Friedrich Wilhelm Ahnefeld

Ulm, Sommer 1988

Inhaltsverzeichnis

2   Elektrolythaushalt

3   Störungen der Säuren-Basen-Regulation

5   **Literatur**

Verzeichnis gebräuchlicher Abkürzungen

ACE	angiotensin-converting-enzyme
AMV	Atemminutenvolumen
ANH	Atriales natriuretisches Hormon
ARDS	Akute respiratorische Insuffizienz (acute respiratory distress syndrome)
ADH	Antidiuretisches Hormon*
ADH	Alkoholdehydrogenase
AVP	Arginin-Vasopressin*
ATP	Adenosintriphosphat
BV	Blutvolumen
BGA	Blutgasanalyse
CA	Carboanhydratase
cK$^+$	Kaliumkonzentration
cNa$^+$	Natriumkonzentration
CPAP	continuous positive airway pressure
EK	Elektromotorische Kraft (Ruhemembranpotential)
EZFV	Extrazelluläres Flüssigkeitsvolumen
fBV	funktionelles Blutvolumen
fEZFV	funktionelles extrazelluläres Flüssigkeitsvolumen
GTF	Glucosetoleranzfaktor
HÄS	Hydroxiäthylstärke
HPT	Hyperparathyreoidismus
HV	Harnvolumen

*) AVP und antidiuretisches Hormon sind Synonyma.

HWZ	Halbwertszeit
HZV	Herzzeitvolumen
ISFV	Interstitielles Flüssigkeitsvolumen
IZFV	Intrazelluläres Flüssigkeitsvolumen
KOD	Kolloidosmotischer Druck (onkotischer Druck)
KG	Körpergewicht
NBP	Nichtbikarbonatpuffer
NNR	Nebennierenrinde
PEEP	positive endexspiratory pressure (Beatmung mit positiv endexspiratorischem Druck)
PCWP	pulmonary capillary wedge pressure (Pulmonal-Kapillarverschluß-Druck)
P_{Na^+}	Na^+-Konzentration im Plasma
PV	Plasmavolumen
RAAS	Renin-Angiotensin-Aldosteron-System
RTA	Renal-tubuläre Azidose
SHT	Schädel-Hirn-Trauma
SIADH	Syndrom der inadäquaten ADH-Sekretion
TEZ	Tubulusepithelzelle
TUR	Transurethrale Resektion der Prostata oder von Blasentumoren
ZVD	Zentraler Venendruck

1
Der Flüssigkeitsstatus (Wasser-Natrium-Haushalt)

1.1 Physiologische Grundlagen

1.1.1 Wasser und Salze im Organismus

Alle Stoffe, die im Organismus transportiert oder biochemisch umgesetzt werden, sind in Wasser gelöst. Transport und Verteilung von Stoffen im Organismus erfolgen durch *Konvektion* (Blut, Lymphe), *Diffusion* (interstitiell, intrazellulär) und als aktiver oder erleichterter *Transport durch Membranen*. Wasser ist Reaktions- und Verteilungsraum.

Beispiel: Mitochondriale Multienzymsysteme befinden sich auf hochorganisierten Membranen. Ihre physiologische Funktion ist abhängig vom Abstand der aktiven Zentren, von der Konzentration der Reaktionspartner und aktivierender und puffernder Elektrolyte. Wasserverlust drängt alle Reaktionspartner näher zusammen (Konzentrationserhöhung), durch Wasseraufnahme rücken sie weiter auseinander (verringerte Konzentration). Beides bedeutet Funktionsstörung [59].

Wasser ist Voraussetzung für eine leistungsfähige *Thermoregulation*. Die hohe Wärmekapazität und Verdunstungsenergie des Wassers macht es möglich, Stoffwechselwärme aufzunehmen und abzuleiten. Verminderung der Wasservorräte bedeutet eine Einschränkung der Thermoregulation (Durstfieber).

Die Aufrechterhaltung des inneren Milieus *(Homöostase)* erfordert Mechanismen, welche Menge und Zusammensetzung der Körperflüssigkeiten regulieren. Sind alle

Regelgrößen im physiologischen Bereich, so spricht man von *Euhydratation* (Flüssigkeitsbestand), *Isoionie* (Zusammensetzung der gelösten Salze), *Isoosmolalität* (Teilchenkonzentration) und *Isohydrie* (Protonenkonzentration). Euhydratation und Isoosmolalität werden durch dieselben Regulationssysteme bewirkt, welche miteinander in unterschiedlicher Wechselwirkung stehen können. Die Menge der im Organismus vorhandenen Salze bestimmt bei intakter Osmoregulation das Flüssigkeitsvolumen. Da im extrazellulären Flüssigkeitsraum Na^+ das vorherrschende Kation ist, spechen manche Autoren von der Regulation des „Natriumbestands", wenn Flüssigkeits- oder Volumenregulation gemeint sind. Statt Osmoregulation wird auch von der Regulation des „Wasserbestands" gesprochen [142]. Nach dieser didaktisch begründbaren, aber willkürlichen Trennung in „Natrium- und Wasserbestand", kann man die Flüssigkeit im Organismus folgendermaßen aufteilen:

- Menge an isotoner Flüssigkeit („Natriumbestand") mit einer Konzentration von 285 ± 5 mmol/kg H_2O
- Mangel oder Überschuß an Wasser („Wasserbestand")

Einfacher und begreifbarer ist es, von Volumen und Zusammensetzung der Körperflüssigkeiten zu sprechen. Der gesunde Organismus regelt seinen Flüssigkeitsbestand allein. Ein bewußtloser, beatmeter, fiebernder Intensivpatient unter Hämofiltration und Peritonealspülung benötigt dabei unsere Hilfe. Kenntnisse über körpereigene Regulationsmechanismen sind Voraussetzung, um mit der und nicht gegen die Homöostase zu arbeiten.

1.1.2 Konzentration und Aktivität

Konzentration: In der klinischen Chemie werden meist *molare Konzentrationen* angegeben (cNa^+ = 140 mmol/l). Da sich die Dichte des Wassers mit der Temperatur ändert, sind molare Konzentrationen temperaturabhängig, was klinisch allerdings kaum relevant ist. Bezieht man die Menge gelöster Stoffe auf 1 kg Wasser *(molale Konzentration)*, so ist diese Beziehung für jede Temperatur gleich (cNa^+ = 149 mmol/kg H_2O).

Molare und molale Konzentrationen differieren um so mehr, je größer das spezifische Volumen bestimmter Substanzen ist (Proteine, Lipide, Mukopolysaccharide), die quasi Wasser verdrängen und Platz in einer Lösung beanspruchen *(sterischer Ausschluß)*. Betrachtet man den Raum „1 Liter", so drängeln sich die kleineren Moleküle im Wasser zwischen den großen. Für normales Plasma beträgt die Wasserkonzentration ca. 940 g/l [38], so daß die molare Na^+-Konzentration von 140 mmol/l einer molalen Na^+-Konzentration von 149 mmol/kg H_2O entspricht.

Aktivität: Man kann osmotischen Druck, Gefrierpunktserniedrigung und elektrische Leitfähigkeit einer Lösung berechnen, wenn die entsprechenden Konzentrationen bekannt sind. Dies ist aber nur für ideale oder „hinreichend ideale" Lösungen zulässig. Biologische Flüssigkeiten sind aber „reale" Lösungen, in denen die Teilchen so dicht gepackt sind, daß jedes einzelne nicht unabhängig von allen anderen nach außen wirken kann. Diese Wirkung nach außen (Gefrierpunktserniedrigung, elektrische Leitfähigkeit, Membranpotential, allgemein: biophysikalische und biochemische Prozesse) wächst mit einer geringeren als der wahren Konzentration, die man als „scheinbare" Konzentration oder Aktivität bezeichnet [38, 74]. Der *Aktivitätskoeffizient* beschreibt das Verhältnis zwischen

Konzentration c und Aktivität a (a = γ · c). Bei physiologischer cNa^+ im Plasma ist γ_{Na^+} 0,75. Dem Referenzbereich von cNa^+ im Plasma von 138 bis 160 mmol/kg H_2O (!) entspricht eine Natriumaktivität von 104 bis 120 mmol/kg H_2O.

Ionenaktivitäten können nicht allgemein tabelliert oder berechnet werden, sondern müssen für jede Konzentration und Zusammensetzung einer Lösung bestimmt werden [23]. Für intrazelluläres K^+ (150 mmol/l) wird ein γ_{K^+} von 0,59, für extrazelluläres ein γ_{K^+} von 0,73 angegeben [120].

Zur Messung von Elektrolyten im Plasma werden *Flammenphotometer* (messen molare Konzentration) und *ionenselektive Elektroden* (messen Aktivitäten) eingesetzt. Letztere bestimmen die Aktivität im Plasmawasser (lassen sich also auch von einer Pseudohyponatriämie, siehe Seite 54, nicht bluffen). Ihr Meßergebnis wird aber in molare Konzentration umgerechnet, um den Kliniker nicht durch verschiedene Referenzbereiche zu verwirren. Eine Schwierigkeit bei der Umrechnung besteht darin, daß der Aktivitätskoeffizient einer Modellösung zugrundegelegt wird und nicht derjenige (unbekannte) der gerade gemessenen Plasmaprobe.

Die Osmolalität einer Lösung wird im Osmometer durch Gefrierpunktserniedrigung gemessen. Sie ist Ausdruck der *osmotischen Aktivität* aller Teilchen einer Lösung, im Falle von Plasma auch der von Plasmaeiweißen (reale Osmolalität, mosm/kg H_2O).

Die berechnete „ideale" Osmolalität einer Lösung, wie sie z. B. für eine isotone NaCl-Lösung angegeben wird (308 mosm/l), muß mit dem osmotischen Koeffizienten g von 0,93 multipliziert werden (Verhältnis von realer zu idealer Osmolalität), um auf die reale Osmolalität dieser Lösung von 285 mosm/kg H_2O zu kommen. Für Plasma beträgt der osmotische Koeffizient ca. 0,95.

Die *Berechnung der Osmolarität* im Plasma nach der Faust-formel

$$2 \times (cNa^+ + cK^+) + cHarnstoff + cGlukose$$
(z.B. $2 \times [140 + 5] + 4,5 + 5,5 = 300$ mosm/l)

ist mit so vielen Fehlern behaftet, daß es erstaunt, wie nahe der geschätzte dem wahren Wert kommt. Weder wird der osmotische Druck der Plasmaeiweiße berücksichtigt, noch die molalen Konzentrationen und die einzelnen osmotischen Aktivitäten. Eine einfachere Schätzformel,

$$P_{osm} = 2 \times P_{Na^+} + 10$$

ist ebenfalls geeignet [47].

Die Bestimmung der realen Osmolalität im Osmometer sagt nichts darüber aus, welcher osmotische Gradient an einer (Zell)Membran im Organismus herrscht. Harnstoff, Ethanol, Methanol, NH_3 u. a. Stoffe tragen zwar meßbar zur Osmolalität bei (1‰ Ethanol im Blut entspricht ca. 20 mosm/kg H_2O), sie bilden aber keinen osmotischen Gradienten an der Zellmembran. Korrigiert man die Plasmaosmolalität für solche osmotisch nicht aktiven Stoffe, spricht man von *Tonizität* [57]. Das intrazelluläre Flüssigkeitsvolumen wird von der extrazellulären Tonizität, nicht immer von der gemessenen Osmolalität bestimmt [47]. Daher auch die Termini hypertone und hypotone (und nicht hyper- und hypoosmolale) De- oder Hyperhydratation.

Der Vergleich von geschätztem (z.B. 300 mosm/l) und gemessenem (z.B. 360 mosm/kg H_2O) osmotischen Druck im Plasma macht auf die sogenannte *osmolale Lücke* aufmerksam, die auf Intoxikation mit niedermolekularen Giftstoffen (Ethanol, Isopropanol, Methanol, Aceton u. a. m.) hinweist [61].

1.1.3 Die Flüssigkeitsvolumina im Organismus

Im folgenden werden wir von *Flüssigkeitsvolumina* und nicht von Räumen sprechen, da dieser Begriff auch international gebräuchlicher ist (z. B. fECFV: functional extracellular fluid volume). Das *intrazelluläre Flüssigkeitsvolumen* (IZFV), die Summe der Flüssigkeitsräumchen von Myriaden Zellen, stellt das innere System dar. Es ist durch die Zellmembran nach außen abgegrenzt und umgeben vom *extrazellulären Flüssigkeitsvolumen* (EZFV). Dieses besteht aus 2 funktionell getrennten Subkompartimenten, dem *interstitiellen Flüssigkeitsvolumen* (ISFV) oder „Zwischenzellraum" und dem *Plasmavolumen* (PV). *Tab. 1* zeigt einen vereinfachten Formalismus zur Abschätzung dieser Flüssigkeitsvolumina beim Gesunden.

Tab. 1: Blutvolumen und Flüssigkeitsvolumina.

Volumina	in % des KG	bei einem Sollgewicht von 50	70	90	kg
Gesamtkörper-flüssigkeit	60	30	42	54	1
IZFV	40	20	28	36	1
EZFV	20	10	14	18	1
ISFV		8	11	14	1
PV		2	3	4	1
Blutvolumen [53]					
♂: 77 ± 8 ml/kg		3,9	5,4	6,9	1
♀: 65 ± 7 ml/kg		3,3	4,6	5,9	1

Die Trennung in ♂ und ♀ wurde nur beim Blutvolumen übernommen. Es ist heute nicht mehr regelmäßig der Fall, daß Frauen gegenüber Männern eine geringere Muskelmasse und einen größeren Fettanteil aufweisen.

Das *funktionelle Blutvolumen* (fBV) ist diejenige Blut-menge, welche vom Organismus zur Aufrechterhaltung eines bedarfsgerechten Herzzeitvolumens benötigt wird. Es handelt sich um eine geregelte Größe. Auch das *funktio-nelle extrazelluläre Flüssigkeitsvolumen* (fEZFV) ist eine geregelte Flüssigkeitsmenge. Sie kann in vertretbarer Zeit mobilisiert werden. Extrazelluläre Flüssigkeit, die der Re-gulation durch den Organismus entzogen ist, befindet sich im *dritten Raum*.

Funktionelles Blutvolumen und fEZFV bilden eine Ein-heit und werden zusammen reguliert [55, 56], ihre Volu-mina nehmen in der Regel gemeinsam zu oder ab. Unter pathologischen Bedingungen können riesige Flüssigkeits-mengen im Interstitium sequestriert werden (Ödeme), auch dann, wenn funktionelles Blutvolumen und fEZFV vermindert sind. Das Interstitium wird so zum dritten Raum. Bei anhaltender Hitzebelastung, nach Trauma und Operation, sind funktionelles Blutvolumen und fEZFV größer als normal, bei langer Immobilisation, Schwere-losigkeit und Kälteexposition sind beide funktionelle Vo-lumina vermindert.

In der Intensivtherapie kann es vorkommen, daß ver-schiedene erkrankte oder von einer Erkrankung betroffene Organsysteme unterschiedliche funktionelle Blut- und Flüssigkeitsvolumina zur Aufrechterhaltung oder Verbes-serung ihrer Funktion benötigen. Bei *akuter respiratori-scher Insuffizienz* (ARDS), *Schädel-Hirn-Trauma* (SHT) und *Stauungsherzinsuffizienz* streben wir eine „eher nega-tive" Flüssigkeitsbilanz an („trocken halten") und nehmen dadurch eine Verminderung von funktionellem Blutvolu-men und fEZFV in Kauf, wohl wissend, daß dadurch die Nierenfunktion beeinträchtigt sein kann. Bei *Fieber, Sep-sis, Allergie* und *Anaphylaxie* ist das Gefäßsystem weiter als normal, die Kapillarmembran geschädigt. Solche Patien-ten benötigen größere Blut- und Flüssigkeitsmengen zur

Aufrechterhaltung von Herz-, Kreislauf- und Nierenfunktion.

1.1.4 Mikrozirkulation und Interstitium

Patienten nach Polytrauma, bei Sepsis, Anaphylaxie und Multiorganversagen sequestrieren häufig große Flüssigkeitsmengen im Interstitium. Das übliche Vorgehen besteht in der Gabe von 20%igem Albumin, um die Flüssigkeit ins Gefäßsystem zu bringen, und Diuretika, um sie durch Diuresesteigerung auszuscheiden. Diese Maßnahmen führen häufig nicht zum Erfolg. Oft erreicht man zwar eine Diuresesteigerung auf Kosten eines intravasalen Flüssigkeitsmangels, ohne die interstitielle Flüssigkeit zu mobilisieren. Dies macht es notwendig, nachfolgend auf die normale und gestörte Mikrozirkulation einzugehen.

Je nach Kapillartyp (von den offenen Sinusoiden in Leber, Milz und Knochenmark bis zur sehr dichten Blut-Hirn-Schranke) und neurohumoraler Regulation gibt es ganz unterschiedliche Mikrozirkulationsgebiete. Durch neurohumorale Widerstandsregulation der vorgeschalteten Arteriolen wird eine Mikrozirkulation rhythmisch durchströmt. Bevorzugung von Auswärts- und Einwärtsfiltration wechseln miteinander ab [53]. Der *Kapillartyp* bestimmt die Eiweißpermeabilität. Daneben gibt es einen Permeabilitätsgradienten für goße Moleküle vom arteriellen zum venösen Schenkel. Die Kapillaren werden venenwärts weiter, ihre filtrierende oder resorbierende Oberfläche größer und die Rückhaltetendenz für Albumin (Reflexionskoeffizient) geringer.

Das *Interstitium* (uneinheitlich wie die Mikrozirkulation) besteht aus einem System kollagener und elastischer Fasern und Fibrillen, an denen ein Netzwerk aus Mukopolysacchariden verankert ist, welches Polyelektrolytcharakter hat und osmotisch Wasser bindet. Innerhalb von

Lyosphären kann Flüssigkeit fließen, außerhalb davon findet ein Stoffaustausch nur durch Diffusion statt. Die mittlere Eiweißkonzentration im Interstitium beträgt 16 bis 20 g/l [53, 148], so daß sich eine Hälfte des extrazellulären Proteinbestandes im ISFV befindet (18 g/l×11 l ≈ 200 g), die andere Hälfte im PV (65 g/l×3 l ≈ 195 g).

Der *kolloidosmotische Druck* (KOD, onkotischer Druck) ist derjenige osmotische Druck, der von Kolloiden (in vivo Plasmaeiweiße, künstliche Kolloide) an einer für diese undurchdringlichen Membran (in vivo Kapillarmembran, im Onkometer eine willkürlich gewählte Membran) hervorgerufen wird. Wir müssen uns damit abfinden, daß es sich um eine operationelle Größe handelt, d. h. man benötigt einen großen apparativen Aufwand, um etwas zu messen, was so an irgendeiner wirklichen Kapillarmembran gar nicht existiert. Der gemessene interstitielle kolloidosmotische Druck (10 bis 11 mm Hg) ist höher als es der Albuminkonzentration (16 bis 20 g/l) entspricht (4 bis 5 mm Hg) [148]. Hierfür gibt es 2 Ursachen:

- Hyaluronsäure und Chondroitinsulfat leisten dort, wo sie vorhanden sind, einen Beitrag zum kolloidosmotischen Druck.
- Durch sterischen Ausschluß (Raumbedarf der hydratisierten Fasernetz-Polyelektrolyte) ist der effektive Lösungsraum für Albumin kleiner als das gesamte Flüssigkeitsvolumen des Interstitiums. Die Albuminaktivität ist hier ca. doppelt so groß wie die gemessene Konzentration [54, 148].

Eine weitere Unbekannte ist der *hydrostatische Druck* im Gewebe. Er hängt von der Körperlage und vom Sog der Lymphgefäße ab und beträgt −1 bis −7 mm Hg.

Um den Flüssigkeitsaustausch zwischen Kapillare und Interstitium zu beschreiben, bedient man sich meist der sogenannten *Starling-Gleichung:*

Starling-Gleichung

$Q_f = K_f [(pmv - ppmv) - \sigma (\pi\, mv - \pi\, pmv)]$.

Q_f = Nettofiltration

K_f = Filtrationskoeffizient, muß für jede Mikrozirkulation und ihren Zustand definiert werden

pmv = hydrostatischer Kapillardruck (mv = mikrovaskulär)

ppmv = hydrostatischer Gewebsdruck (pmv = perimikrovaskulär)

π mv = KOD in der Kapillare

π pmv = KOD im Gewebe

σ = Reflexionskoeffizient, drückt die Rückhaltetendenz für Albumin aus, ist überflüssig, wenn π mv und π pmv gemessen werden können.

Die klinische Relevanz der Starling-Beziehung ist gering. Man kann allgemein akzeptierte Werte für p und π in die Gleichung so einsetzen, daß für den effektiven Filtrationsdruck Werte zwischen −29 und +17 mm Hg resultieren [28]. Die Kapillarmembran ist schon unter physiologischen Bedingungen keine absolute Barriere für onkotisch aktive Moleküle, erst recht nicht bei Störungen der Schrankenfunktion (Sepsis, Anaphylaxie, Verbrennung, Vergiftung, Multiorganversagen). Unter diesen Umständen gelangen große Moleküle aus der Mikrozirkulation vermehrt ins interstitielle Netzwerk (Albumin, Dextran, Gelatine, HÄS) und erhöhen durch sterischen Ausschluß die aktive Konzentration kleiner Ionen und Moleküle, so daß die effektive Osmolalität im Interstitium steigt und Wasser einströmt [54]. Bei gestörter Kapillar-Schranken-Funktion wird eine Infusion onkotisch aktiver Substanzen nicht die Einwärts- sondern die Auswärtsfiltration fördern und das

Ödem verstärken [28]. Selbst wenn ein Teil der onkotisch aktiven Substanz im Gefäßsystem verbleibt, kann durch Erhöhung des Plasmavolumens der Kapillardruck (pmv) und damit die Auswärtsfiltration begünstigt werden.

Klinische Relevanz: Beim schwerkranken Patienten muß man sich zunächst über den Zustand der Mikrozirkulation klar werden, bevor ein Konzept über die Flüssigkeitssubstitution, den kolloidalen Volumenersatz und die Albuminsubstitution sinnvoll ist. Selbst dann, wenn Albuminkonzentrationen im Plasma und onkotischer Druck im Blut sehr niedrig sein sollten, ist dies allein *keine* Indikation zur Albuminsubstitution. Diese ist nur sinnvoll, wenn die Syntheseleistung der Leber insuffizient, die Schrankenfunktion der Kapillaren aber intakt ist, eine Situation, die in der Klinik sehr selten ist.

1.2 Die Regulation des funktionellen extrazellulären Flüssigkeitsvolumens

Der Organismus besitzt verschiedene ineinandergreifende, agonistisch und antagonistisch wirkende Systeme für die Flüssigkeits-(Volumen) und Osmoregulation. Wenn diese suffizient arbeiten und durch äußere Bedingungen nicht eingeschränkt sind, sorgen sie für die Flüssigkeits- und Osmohomöostase und korrigieren mäßige Störungen. *Aufnahmeorgan* für Flüssigkeit(en) ist der Darm, *Abgabeorgane* sind Niere (reguliert) sowie Lungen und Haut (unreguliert i.S. der Flüssigkeitsbilanz). Ein Patient, der essen und trinken darf und der eine leistungsfähige Nierenfunktion aufweist, darf in der Regel „unbilanziert" bleiben. Als Indikator für ein Zuviel oder Zuwenig an Flüssigkeit dient das Blutvolumen. Dehnungsrezeptoren *(Volumenrezeptoren)* in der Wand der Herzvorhöfe, der großen Lungengefäße und der Pfortader [5, 55, 56, 83] reagieren auf nichthypotensive Blut- und Flüssigkeitsverluste, bei denen Dehnungsrezeptoren in Carotis Sinus und Aortenbogen noch stumm bleiben. Letztere signalisieren dem Organismus Blutvolumen- und Flüssigkeitsverluste, die seine Volumenregulationsfähigkeit übersteigen und fordern ihn zur Notfallreaktion (Katecholamine) heraus. Osmorezeptoren finden sich im vorderen Hypothalamus (Umgebung des Ramus communicans anterior des Circulus arteriosus Willisii) und in der Leber [47, 55, 114, 116]. Rezeptoren des kolloidosmotischen Drucks werden in der Leber vermutet.

Volumenregulation heißt Anpassung des fEZFV und funktionellen Blutvolumens an eine wechselnde Gefäßweite. *Blutdruckregulation* heißt entweder Anpassung des Herz-Zeit-Volumens (HZV) an eine wechselnde Gefäßweite (Akutregulation) oder Anpassung des Gefäßwiderstandes an ein wechselndes Herzzeitvolumen. Die Osmoregulation wirkt bei der Volumenregulation mit, indem der bedarfsentsprechenden Kochsalzeinfuhr oder Resorption ein entsprechender Wassereinstrom folgt, und sie sorgt für die Verteilung des Wassers auf intra- und extrazelluläres Flüssigkeitsvolumen [5, 55, 56, 83].

1.2.1 Renin-Angiotensin-Aldosteron-System und antidiuretisches Hormon; Zunahme des fEZFV

1.2.1.1 Renin-Angiotensin-Aldosteron-System (RAAS)

Renin wird in juxtaglomerulären, myoepithelialen Zellen des Vas afferens, in engem Kontakt mit der Macula densa, gebildet. *Sekretionsreize* für Renin [123] sind:

- Eine hohe Na^+-Konzentration an der luminalen Seite der Macula densa
- Entspannung des Barozeptors in der afferenten Arteriole (Blutdruckabfall oder α_1-adrenerge Stimulation der Gefäßmuskulatur)
- Sympathische Stimulation eines β-Rezeptors an der myoepithelialen Zelle [86].

Bei mäßigem, systemischen Blutdruckabfall, der von der renalen Autoregulation für das Organ Niere kompensiert wird, ist die Reninsekretion durch β-Stimulation gering, bei starker Hypotension mit Druckabfall im Vas afferens ist die Reninaktivität im Blut hoch [32, 86]. Renin spaltet aus dem in der Leber gebildeten Angiotensinogen (Reninsubstrat) 3 Aminosäuren ab, wodurch das Decapeptid Angiotensin I (A I) entsteht. Dieses hat zentralnervöse Wirkungen (ADH-Stimulation), da es die Blut-Hirn-Schranke passiert, und es setzt auch systemisch Katecholamine aus dem Nebennierenmark frei. Bei Passage ACE-reicher Organe (angiotensin converting enzyme), wie z. B. Lunge und Niere, wird aus Angiotensin I durch Abspaltung von 2 Aminosäuren das Octapeptid Angiotensin II (A II) gebildet. Dieses gehört zusammen mit Noradrenalin und Arginin-Vasopressin (AVP, ADH) zu den starken Vasokonstriktoren des Organismus. Angiotensin II wird nach kurzer Halbwertszeit (HWZ = 1 bis 3 Minuten) von einer Angiotensinase zu Angiotensin III abgebaut, welches keine Vasokonstriktion mehr verursacht. Angiotensin II und Angiotensin III stimulieren die Aldosteronsekretion (hyperreninämischer Aldosteronismus). Aldosteron stellt Na^+ für das fEZFV bereit. Es aktiviert Na^+/K^+-ATPasen in Niere, Darm, Schweißdrüsen und Muskulatur. In Resorptions- und Ausscheidungsorganen wird Na^+ (und begleitend Cl^- und H_2O) resorbiert. Durch seine Wirkung an Parenchymzellen (Austausch von 3 Na^+ gegen 2 K^+) vergrößert sich der extrazelluläre Natriumbestand.

Die Aktivierung des RAAS ruft also folgende *Wirkungen* hervor: Vasokonstriktion, ADH-Sekretion, Na^+/K^+-Austausch an allen aldosteronsensiblen Zellen, d. h. Na^+-Bereitstellung und Entfernung von K^+ aus dem EZFV. Antagonisten dieses Systems sind ACE-Hemmer (Captopril, Enalapril) und der A-II-Antagonist *Sar*cosin-*V*alin-Ala*n*in-Angioten*sin* (Saralasin). Auch eine akute Hypoxie hemmt das ACE. Dies führt einerseits zur Nichtkonversion von Angiotensin I (Ausbleiben von Vasokonstriktion und Aldosteronsekretion), andererseits bleibt die Inaktivierung von Bradykinin aus (neben Prostazyklin einer der potentesten Vasodilatatoren), so daß eine allgemeine Vasodilatation die Folge ist [130, 133].

1.2.1.2 Antidiuretisches Hormon (ADH)

Antidiuretisches Hormon, auch *Arginin-Vasopressin* (AVP) genannt, wird in Zellen der Nuclei supraoptici und paraventricularis des vorderen Hypothalamus gebildet. Es gelangt durch axonalen Transport in die Neurohypophyse, wo es als Hormon ans Blut abgegeben wird und in autonome Kerngebiete von Sympathikus und Parasympathikus, wo es als Neuromodulator wirkt [122, 135]. Antidiuretisches Hormon wird durch osmotische und nichtosmotische Reize ans Blut abgegeben.

■ **Osmotische ADH-Sekretion:** Bei einer Plasmaosmolalität (P_{osm}) < 270 − 280 mosm/kg H_2O ist die ADH-Konzentration im Blut nicht meßbar [47]. Mit steigendem P_{osm} wird Antidiuretisches Hormon zunehmend sezerniert. Bei P_{osm} von > 300 mosm/kg H_2O erreicht die ADH-Konzentration im Plasma Werte von 20 bis 30 pg/ml, was eine maximale Antidiurese hervorruft [77]. Die renale ADH-Wirkung beruht auf einer Steigerung der Wasserpermeabilität der Basalmembran um die Sammelrohre und einer Umverteilung des Nierenblutstroms ins Nierenmark [79].

■ **Nichtosmotische ADH-Sekretion:** Bei isoosmotischer Abnahme des Plasmavolumens (isotone Dehydratation), nichthypotensiven und hypotensiven Blutverlusten, erfolgt eine weit intensivere ADH-Sekretion. Die tonische Aktivität der oben erwähnten Dehnungsrezeptoren im Nieder- und Hochdrucksystem des Kreislaufs hemmt die ADH-Sekretion. Läßt die Wandspannung nach, so nimmt die Aktivität der Dehnungsrezeptoren ab, und die ADH-Ausschüttung ist „enthemmt". Bei anhaltendem Blutdruckabfall werden ADH-Konzentrationen von mehreren 100 pg/ml im Plasma gemessen [114, 115].

Der Einfluß von „Vasopressin" auf den Gefäßtonus ist nicht isoliert zu sehen. Die Gefäßweite des arteriellen

Systems wird durch lokalen Sympathikotonus (Nor-Adrenalin), Angiotensin II und Arginin-Vasopressin beeinflußt. Bei akuten Blutverlusten tragen hohe AVP-Spiegel maßgeblich zur Blutdruckregulation bei. Patienten mit autonomer Neuropathie sind besonders auf Arginin-Vasopressin als Vasokonstriktor angewiesen [119].

RAAS und antidiuretisches Hormon sind 2 Regelkreise, die synergistisch Größe und Osmolalität der extrazellulären Flüssigkeit beeinflussen. Bei physiologischer Salz- und Wasseraufnahme sind beide auf gleichem Niveau funktionell aktiv. Es wird soviel isotone Flüssigkeit vom Darm resorbiert bzw. von der Niere zurückgehalten, daß das fEZFV den Erfordernissen entspricht und soviel Wasser resorbiert oder ausgeschieden, daß die Plasmaosmolalität nur gering von 285 mosm/kg H_2O abweicht.

1.2.2 Natriuretisches Herzhormon und Endoxin; Abnahme des fEZFV

1.2.2.1 Das atriale natriuretische Hormon (ANH)

Eine Volumenzunahme im Niederdrucksystem steigert die Diurese durch Hemmung zentraler und peripherer salz- und wasserretinierender Mechanismen. Schon lange wurde vermutet, daß es neben Aldosteron und antidiuretischem Hormon einen „dritten Faktor" gibt, der an der Regulation des fEZFV beteiligt ist [53, 56]. Dieser wurde in den letzten Jahren im *atrialen natriuretischen Hormon* (ANH)*) gefunden, welches in neuroendokrinen Zellen des Herzens, besonders im Vorhofmyokard gebildet wird

---

*) *Synonyma:* Atriales natriuretisches Peptid (ANP), Atriopeptin, atrialer natriuretischer Faktor (ANF), Atriopeptid(e), natriuretischer Vorhoffaktor, Auriculin.

[7, 12, 13, 102, 107]. Hormonell aktive Kardiomyozyten finden sich in besonders hoher Zahl in den Herzohren *(Auriculin)*. Es existiert vermutlich eine ganze Peptidfamilie, wobei einige Mitglieder mehr vasodilatierend, andere mehr diuretisch wirken. Vorhofmuskelzellen, die atriales natriuretisches Hormon synthetisieren, sind Sensor und Effektor zugleich. Sekretionsreiz ist vor allem die Dehnung der Vorhöfe (Hypervolämie, Rückwärtsversagen). Bei supraventrikulärer Tachykardie wird atriales natriuretisches Hormon durch die irreguläre elektrische Erregung freigesetzt.

Synthese und Sekretion des Hormons werden durch Abnahme des transmuralen Vorhofdruckes und verminderte Vorhofdehnung gehemmt (Hypovolämie, Dehydratation, PEEP, CPAP).

Basale ANH-Konzentrationen liegen unter 25 pmol/l [7, 107, 112]. Bei Herzinsuffizienz mit erhöhtem Vorhofdruck steigen die Konzentrationen auf 40 bis 130 pmol/l an [112]. Das Hormon wird in ACE-reichen Organen (Lunge, Niere) und im Plasma inaktiviert [13]. Die Plasmahalbwertszeit beträgt 3 bis 5 Minuten [102]. Hauptwirkorte von atrialem natriuretischem Hormon sind Nieren- und Lungengefäße. Die größte Rezeptordichte findet man in Nierenrinde und Vv. recta. Tubulussystem und Sammelrohre haben sehr wenig Rezeptoren. ANH-Rezeptoren finden sich außerdem in Organen (Leber, Mukosa und Muskularis von Dünn- und Dickdarm), an denen bisher keine ANH-Wirkung beobachtet wurde. Die Wirksamkeit des Hormons ist bei wechselnden Plasmaspiegeln am ausgeprägtesten, da bei anhaltender ANH-Aktivität die Rezeptordichte rapide abnimmt.

Atriales natriuretisches Hormon ist ein Hormon der Blutdrucksenkung und der Abnahme des fEZFV. Es ist, wie Arginin-Vasopressin, zusätzlich zentraler Neurotransmitter und Neuromodulator und in Neuronen des vor-

deren Hypothalamus mit enger Beziehung zur Kreislaufregulation zu finden. Seine *Hauptwirkungen* sind Vasodilatation, Wasserdiurese, Natriurese und Hemmung der Aldosteronsekretion [95]. Die Vasodilatation ist in Nierenmark
und Lunge am ausgeprägtesten und um so stärker, je höher
die tonisierende Aktivität durch Nor-Adrenalin, Arginin-
Vasopressin und Angiotensin II ist [101]. Wasserdiurese
und Natriurese werden durch die renale Vasodilatation
hervorgerufen. Die Nierendurchblutung wird mehr in die
äußere Rinde gelenkt, wo sich die stärker salzausscheiden-
den Nephrone finden. Es gibt bisher keine Hinweise auf
eine Hemmung des Na^+-Transports im Tubulussystem.
Die K^+-Ausscheidung wird nur wenig gesteigert. Am thera-
peutischen Einsatz eines Derivats von ANH wird intensiv
gearbeitet.

1.2.2.2 Der endogene Hemmstoff der Na^+/K^+-ATPasen

Dieser „vierte Faktor" der Regulation des fEZFV wurde im
Gehirn von Säugern entdeckt [49, 73, 92]. Er hat ähnliche
Wirkungen wie herzwirksame Glykoside und gilt als endo-
gener Aldosteronantagonist. Er hemmt die Ionenpumpen,
wodurch Na^+ aus dem EZFV entfernt wird (tubulärer
Angriffspunkt: gesteigerte Na^+-Ausscheidung; Darm: verminderte Na^+-Resorption; zelluläre Na^+-Aufnahme). Indirekte Wirkungen sind Zunahme der extrazellulären K^+-
Konzentration und verminderter Na^+/H^+-Austausch (s.
Kapitel Säuren-Basen-Regulation, S. 114). Der ursprüng-
liche Name „natriuretisches Hormon" [146] wurde durch
verschiedene Synonyma abgelöst (Endigen, Endoxin,
oubain-like compound, endogene digitalisartige Substanz)
[49, 64, 68]. Der Nachweis dieses Hormons gelang im
Plasma von Hypertonikern [34, 71] sowie Patienten mit
Lebererkrankungen [128] und Niereninsuffizienz [64]. Die
Größe des fEZFV nimmt durch Wirkung dieses Hormons

ab, bei Kaliumverarmung bremsen die Zellen ihre Aktivitäten zur Kaliumaufnahme.

Atriales natriuretisches Hormon und der endogene Na^+/K^+-ATPasen-Hemmstoff wirken teilweise synergistisch (ihre Wirkungen konnten in der Erforschung beider Prinzipien nicht immer auseinandergehalten werden) [84]. Es handelt sich um 2 verschiedene Hormone zur Verminderung des fEZFV.

1.2.3 Vegetatives Nervensystem

Bei allen vorgestellten Regelkreisen zur Aufrechterhaltung von Euhydratation und Isoosmolalität spielt das vegetative Nervensystem eine integrierende Rolle.

Aufgabe des *Parasympathikus* (trophotropes System) ist eher die langfristige Haushaltung, während der *Sympathikus* (ergotropes System) bei akuten Blut- und Flüssigkeitsverlusten vitale Funktionen unterstützt.

Abnehmende Füllung der Blutgefäße (nichthypotensive und hypotensive Blut- und Flüssigkeitsverluste) enthemmt durch fallenden Tonus der Dehnungsrezeptoren sympathische Zentren. Regelziel ist die Sicherung eines ausreichenden funktionellen Blutvolumens. Es werden Arteriolen und präkapilläre Sphinkteren in nicht notwendig zu durchblutenden Organen (Haut, Splanchnikussystem) tonisiert, wodurch dort die Einwärtsfiltration gefördert wird. In der Niere wird über eine α_1-stimulierte Aktivitätssteigerung der Carboanhydratase im proximalen Tubulus die isoosmotische Flüssigkeitsresorption gesteigert [26, 36, 37] und die Reninsekretion über mehrere Mechanismen stimuliert [32]. Ein nachlassender Tonus von Dehnungsrezeptoren, unterstützt von sympathischer Kontraktion der Gefäßwand, enthemmt die nichtosmotische ADH-Sekretion. Im Regel-„orchester" dominieren jetzt salz- und wasserretinierende sowie gefäßtonisierende Instrumente. Hormone der Salz- und Wasserausscheidung werden unterdrückt.

Eine anhaltende Aktivierung des Sympathikus ist im Sinne von Selye Streß [127], weshalb Renin, Angiotensin, Aldosteron, antidiuretisches Hormon und Katecholamine als „Streßhormone" bezeichnet werden. Wenn man Selye's Gedanken heute auch aktualisieren muß, schweben viele Intensivpatienten in seinem Sinne zwischen Adaptation und Erschöpfung.

1.2.4 Die Rolle der Niere

Die primäre Aufgabe der Niere ist die Regulation des Flüssigkeits-, Elektrolyt- und Säuren-Basen-Status, wobei als Abfallprodukt eine bestimmte Urinmenge anfällt [67]. Die Kenntnis von Resorptions- und Austauschvorgängen im Nephron ist Voraussetzung zum Verständnis der Pathogenese verschiedener Störungen.

1.2.4.1 Proximaler Tubulus

Auf den ersten Millimetern im gewundenen Abschnitt wird der größte Teil des ultrafiltrierten NaCl, zusammen mit HCO_3^-, Ca^{2+}, Mg^{2+}, Phosphat, Glucose und Aminosäuren isoosmotisch resorbiert. Notwendig hierzu sind eine Na^+/K^+-ATPase an der Blutseite der Tubulusepithelzelle (TEZ), eine Carboanhydratase (CA) im Bürstensaum und im Plasma sowie der Na^+/H^+-Antiporter in der luminalen Membran.

Die einzelnen Schritte sind folgende: Die ATPase entfernt Na^+ aus der Zelle. Luminal strömt Na^+ entlang dem elektrochemischen Gradienten aus dem Tubuluslumen ins Plasma und sorgt dabei für den entgegengesetzten

Transport von H^+ aus der Zelle ins Tubuluslumen (Na^+/ H^+-Antiporter). Die erhöhte aH^+ führt nach dem Massenwirkungsgesetz zur Bildung von H_2CO_3 aus dem ultrafiltrierten Bikarbonat. Die Bürstensaum-Carboanhydratase beschleunigt die Umwandlung in CO_2, welches rasch in die Tubuluszelle diffundiert, wo es mit Hilfe der intrazellulären Carboanhydratase hydratisiert wird. Daraus entstehen wiederum H^+ und HCO_3^-. Letzteres verläßt zusammen mit Na^+ die Zelle auf der Blutseite. Im Tubuluslumen steigt durch den $cHCO_3^-$-Abfall die Chloridkonzentration, was den passiven Transport von Cl^- durch die Zelle fördert, wobei ein weiteres Na^+ und Wasser passiv mitgehen *(Abb. 1)*. ATPase- und Carboanhydratase-Aktivität sind vom Sympathikotonus abhängig [85, 97, 149].

Im geraden Teil des proximalen Tubulus werden organische Säuren und Diuretika sezerniert, die um den gleichen Transportmechanismus konkurrieren (verminderte Wirksamkeit von Diuretika bei Azidosen mit organischen Anionen).

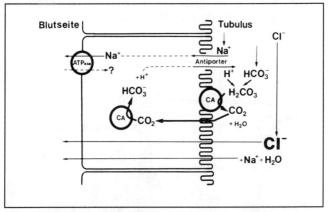

Abb. 1: Proximal tubuläre Natrium-, Chlorid- und Bikarbonatresorption (CA = Carboanhydratase).

1.2.4.2 Henle-Schleife

Um das dünne absteigende Segment ist das Nierenmark hyperosmolar, die Wasserpermeabilität der Basalmembran ist hoch. Wasser strömt ins Interstitium, und die intraluminale NaCl-Konzentration steigt an. Vom aszendierenden dünnen Segment bis zum Ende des distalen Tubulus ist die Basalmembran (unabhängig von antidiuretischem Hormon) stets wasserimpermeabel. Im dicken, distalen, aszendierenden Segment liegt der Motor für die Konzentrations- und Verdünnungsleistung der Niere. Die Energie (bzw. den elektrochemischen Gradienten) für die Na^+/Cl^--Resorption liefert die Na^+/K^+-ATPase an der Blutseite der Tubulusepithelzelle *(Abb. 2)*. Diese arbeitet elektrogen, d. h. sie tauscht 3 Na^+-Ionen gegen 2 K^+-Ionen aus, wodurch intrazellulär ein Überschuß an negativer Ladung entsteht. An der luminalen Membran strömt Na^+ entlang einem elektrochemischen Gefälle in die Tubulusepithelzelle hinein und nimmt Cl^- mit. K^+ verläßt die Zelle gegen einen elektrischen Gradienten, aber getrieben von einem starken Konzentrationsgefälle. Bei diesen Vorgängen ist eine Wasserbewegung nicht beteiligt [85].

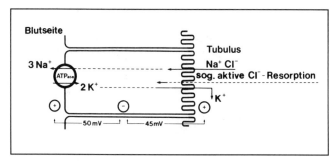

Abb. 2: Aktive Chloridresorption am distalen aszendierenden Segment der Henle-Schleife.

1.2.4.3 Distaler Tubulus und Sammelrohre

Der aldosteronabhängige Austausch von K^+ und H^+ gegen Na^+ findet im mittleren Teil des distalen Tubulus (und in den Sammelrohren) statt. Ferner liegen im distalen Teil und in den Schaltstücken Hauptzellen für die K^+-Sekretion und Zwischenzellen für die K^+-Resorption [85, 137].

Im kortikalen Abschnitt liegt der Hauptteil der Zellen des $Na^+/K^+/H^+$-Austauschs. Aldosteron stimuliert die Aktivität der Na^+/K^+-ATPase an der Blutseite und steigert die Na^+-Permeabilität an der luminalen Membran. Durch den Na^+-Einstrom aus dem Tubuluslumen in die Tubulusepithelzelle werden H^+ und K^+ heraustransportiert (Cotransport, Antiporter). Im medullären Teil der Sammelrohre befinden sich Zellen, die besonders bei Azidosen aktiv H^+-Ionen sezernieren *(Abb. 3)*. Sie verfügen über eine protonendislozierende ATPase in der luminalen und eine Carboanhydratase in der kontraluminalen Membran [63, 143].

Ohne antidiuretisches Hormon ist die Basalmembran an der Blutseite der Sammelrohre für Wasser impermeabel. Antidiuretisches Hormon macht sie für Wasser durchläs-

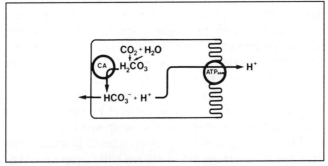

Abb. 3: Protonensekretion im Sammelrohr.

sig, so daß dieses aus dem Tubuluslumen ins höherosmo-
lare Interstitium des Nierenmarks strömen kann. Bei
gesteigerter Nierendurchblutung werden die durch obige
Vorgänge ins Interstitium des Nierenmarks gebrachten,
osmotisch aktiven Stoffe schneller ausgewaschen, so daß
die Konzentrationsfähigkeit der Niere unter diesen
Umständen herabgesetzt ist. Auch ohne Nierenfunktions-
störung ist die Konzentrationsfähigkeit postoperativ, post-
traumatisch und in anderen Situationen mit erhöhtem
Herzzeitvolumen vermindert.

1.2.4.4 Wirkungsweise von Diuretika

Carboanhydrataseinhibitoren (Acetazolamid) hemmen die
isoosmotische Flüssigkeitsresorption im proximalen Tubulus. Sie sind schwach wirksam, da ihr Effekt von distalen
Prozessen kompensiert wird. *Osmodiuretika* (Mannit, Sorbit) verhindern den Wasserabstrom aus dem proximalen
und distalen Tubulus. *Schleifendiuretika* (z. B. Furosemid,
Bumetanid, Etacrynsäure) blockieren vor allem den An-
ionentransport (aktive Chloridresorption) an der luminalen Membran im distalen, aufsteigenden und kortikalen
Teil der Henle-Schleife, daneben aber auch die kontralumi-
nale ATPase-Aktivität. Sie verhindern maximale Konzentration und Verdünnung des Urins. Schleifendiuretika setzen vasodilatierende Prostaglandine frei, wodurch die Nierendurchblutung zunimmt (verminderte Konzentrationsfähigkeit). *Thiazide* hemmen luminale Transportvorgänge im
kortikalen Teil der Henle-Schleife und beeinträchtigen vor
allem die maximale Urinverdünnung. Die glomerulöse Fil-
trationsrate wird von Thiaziden stärker als von Schleifendiuretika herabgesetzt (Anstieg des hydrostatischen Drucks
im Tubuluslumen). Alle bisher erwähnten Diuretika fördern durch Steigerung des tubulären Urinflusses und Aktivierung des RAAS (mehr Na^+ an der Macula densa) die

Kaliurese. Als kaliumsparend gelten Spironolacton *(Aldosteronantagonist)* sowie *Amilorid* (Hemmstoff des Na^+/K^+- und Na^+/H^+-Antiporters an der luminalen Membran) und *Triamteren.*

Unter diuretischer Therapie nehmen Na^+- und K^+-Bestand sowie fEZFV ab. Damit beeinträchtigen Diuretika die *Nierenfunktion,* weshalb bei gemeinsamer Anwendung von Diuretika mit Aminoglykosiden, ACE-Hemmern, Amphotericin B und Röntgenkontrastmitteln auf ein ausreichendes fEZFV zu achten ist, soll es nicht zu einer kumulativen Nierenschädigung kommen [75].

Renale Wirkungen von *Dopamin* sind durch die kombinierte Stimulation von DA_1-, DA_2-, α- und β-Rezeptoren recht komplex [100]. Durch die vermehrte Nierendurchblutung (gesteigertes HZV, renale Vasodilatation) werden Natriurese, Kaliurese und Wasserdiurese global gefördert. Die neuroterminale Nor-Adrenalinausschüttung wird behindert und damit die proximale Flüssigkeitsresorption. Dopamin hat vermutlich keine direkten Wirkungen auf tubuläre Transportvorgänge.

1.2.4.5 Osmolare Clearance, Freiwasserclearance und fraktionelle Natriumexkretion

Während im proximalen Tubulus Salz und Wasser immer im gleichen Verhältnis (isoosmolar) resorbiert werden, erfolgen NaCl- und Wasserresorption im distalen Tubulus und in den Sammelrohren getrennt und werden unabhängig voneinander reguliert.

Der Begriff *osmolare Clearance* entspricht der allgemeinen Clearancedefinition: Konzentration eines Stoffes im Urin geteilt durch Konzentration im Plasma multipliziert mit dem Harnvolumen (HV). Das Ergebnis entspricht einer virtuellen Flüssigkeitsmenge im Körper, die von diesem Stoff befreit wurde.

Am Beispiel der *osmolaren Clearance*

$$C_{osm} = \frac{U_{osm} \cdot HV}{P_{osm}} \quad (a)\ \frac{600\ mosm/l}{300\ mosm/l} \cdot 1\ ml/min$$

$$= 2\ ml/min$$

$$(b)\ \frac{150\ mosm/l}{300\ mosm/l} \cdot 1\ ml/min$$

$$= 0,5\ ml/min$$

bedeutet dies:

a) Der Urin ist doppelt so konzentriert wie das Plasma. Bei einer Urinmenge von 1 ml/min werden 2 ml/min Plasma oder extrazelluläre Flüssigkeit von allen renal ausgeschiedenen (osmotisch aktiven) Stoffen befreit.

b) der Urin ist verdünnt. Nur 0,5 ml Plasma werden pro Minute von osmotisch wirksamen Stoffen befreit.

Der Begriff *Freiwasserclearance* sprengt den Clearancebegriff:

$$C_{H_2O} = HV - C_{osm} \quad (a)\ 1 - 2 = -1\ ml/min$$

$$(b)\ 1 - 0,5 = +0,5\ ml/min$$

a) 1 ml Urin, der pro Minute ausgeschieden wird, klärt 2 ml extrazelluläre Flüssigkeit osmotisch. Dazu wurde dem Organismus aber 1 ml Wasser (HV) entzogen, so daß dem Organismus 1 ml „freies Wasser" zur Verfügung gestellt wurde (negative Freiwasserclearance).

b) Es werden nur 0,5 ml/min extrazelluläre Flüssigkeit osmotisch geklärt. Dazu muß aber 1 ml Wasser als Lösungsmittel aufgewendet werden, so daß der Organismus effektiv 0,5 ml freies Wasser verliert (positive Freiwasserclearance, Wasserdiurese) [22, 81].

c) Bei *Isosthenurie* ist $C_{H_2O} = 0$

Es sei nicht verschwiegen, daß beide Begriffe auch genau umgekehrt definiert werden: $C_{H_2O} = C_{osm} - HV$. *Negative* Freiwasserclearance heißt dann, dem Organismus wurde freies Wasser entzogen, *positive* Freiwasserclearance, dem Organismus wurde freies Wasser zur Verfügung gestellt [48].

Fraktionelle Na^+-Exkretion

Vom ultrafiltrierten Na^+ werden normalerweise mehr als 99% isoosmotisch und selektiv zurückresorbiert. Unter *fraktioneller Natriumausscheidung*

$$FE_{Na^+} = \frac{U_{Na^+} \cdot HV}{P_{Na^+} \cdot GFR} \cdot 100$$

versteht man denjenigen Teil (in Prozent) des ultrafiltrierten Na^+, der im Urin erscheint. Ist ein Patient oligurisch, so spricht eine $FE_{Na} < 1\%$ für ein prärenales oder glomeruläres Geschehen, bei intakter Tubulusfunktion, ein $FE_{Na} > 1\%$ für eine tubuläre Insuffizienz. Diese Größe ist somit aussagefähiger als die bloße Bestimmung der Na^+-Konzentration im Urin [42, 43].

Die Summe aller sichtbaren und okkulten extrarenalen Flüssigkeitsverluste (Gastrointestinaltrakt, Schweiß, Wasser in der Exspirationsluft) ist hypoton. Nehmen wir als Beispiel eine fieberhafte Gastroenteritis mit Erbrechen und Diarrhö. Im *proximalen* Tubulus wird soviel isoosmotische Flüssigkeit wie möglich resorbiert (hoher Sympathikotonus). Im *distalen* Tubulus und den Sammelrohren ist Aldosteron aktiv, antidiuretisches Hormon aber „aktiver". Der Urin ist konzentriert ($U_{osm} > P_{osm}$), seine Na^+-Konzentration < 10 mmol/l, die $FE_{Na} \ll 1\%$, die C_{osm} ist hoch und die Freiwasserclearance negativ (dem Organismus wird isotone Lösung plus freies Wasser von der Niere zur Verfügung gestellt, so daß die Plasmaosmolalität normal bleibt).

Wasserbelastung (z. B. bei Trinkversuch oder Wasserintoxikation): Im distalen Segment kommt viel isotoner Urin an. Aus diesem wird bedarfsentsprechend NaCl resorbiert (Aldosteron), aber kein Wasser (ADH-Ausschüttung gedrosselt). C_{osm} ist < 1, die Freiwasserclearance positiv. Der Organismus wird von Wasser befreit.

1.3 Störungen des Flüssigkeitsstatus

1.3.1 Isotone Dehydratation

Eine der häufigsten Störungen des Flüssigkeitsbestands ist die *isotone Dehydration*. Der Name bedeutet vermindertes funktionelles extrazelluläres Flüssigkeitsvolumen bei normaler Osmolalität. Die Störung ist Folge einer negativen Flüssigkeitsbilanz mit Verlusten nach außen oder ins Innere des Organismus. Die Störung kann *akut* innerhalb von Stunden entstehen (Verbrennung, Verbrühung), *subakut* innerhalb von Tagen (osmotische Diurese) oder *schleichend* innerhalb von vielen Tagen bis Wochen (Diuretika, Laxanzien).

1.3.1.1 Flüssigkeitsverluste nach außen

- **Niere:** Osmotische Diurese und Salzverlustnephropathie. Dies ist eine besondere Situation, da das wichtigste Regulationsorgan betroffen ist [144]
- **Haut:** Flüssigkeitsverluste im Dienste der Temperaturregulation; profuses Schwitzen, Hitzeerschöpfung, Hitzschlag
- **Lunge:** Wasserverlust durch anhaltende Hyperventilation
- **Gefäßsystem:** Blutungen bedeuten Verluste und Umverteilung von Körperflüssigkeit und gehen ebenfalls mit isotoner Dehydratation einher.

1.3.1.2 Flüssigkeitsverluste nach innen

In präformierte Hohlräume (Pleurahöhle, Cavum peritonei, Darm) und ins Gewebe (lokale und generalisierte Ödeme) kann Flüssigkeit sequestriert und so der Regulation durch den Organismus entzogen werden.

1.3.1.3 Pathogenese des kompensierten Zustandes

Körpereigene Regulationsmechanismen können nicht verhindern, daß die Menge des fEZFV abnimmt, aber sie halten die Osmolalität aufrecht. Erhöhter Sympathikotonus und gesteigerte Aktivität von RAAS und antidiuretischem Hormon bei gedrosselter Sekretion salz- und wasserausscheidender Hormone sorgen für geringstmögliche Flüssigkeitsverluste über die Niere und Umverteilung von Flüssigkeit aus kurzfristig nicht lebensnotwendigen Organen. Aldosteron- und ADH-Aktivität sind in funktionellem Gleichgewicht, d. h. je nach Osmolalität der verlorengehenden Flüssigkeit (reines Wasser in der Exspirationsluft, hypotoner Schweiß, isotone gastrointestinale Sekrete) wird in der Niere die Freiwasserclearance unterschiedlich sein, d. h. die Flüssigkeitsresorption ist isoton oder hypoton. Die Dehydratation ist isoton, d. h. isoosmolar.

Es gibt eine Fülle von Krankheitsbildern mit isotoner Dehydratation, die nicht einzeln besprochen werden können. Nach dem Ausmaß des Flüssigkeitsverlustes können 2 *Schweregrade* unterschieden werden:

■ **Isotone Dehydratation ohne Schock:** Diese häufigere Form findet man bei jeder anhaltend negativen Flüssigkeitsbilanz. Sie äußert sich zunächst nur durch die Zeichen der mäßigen Sympathikusstimulierung, durch Orthostasephänome (z. B. bei der seltenen idiopathischen Hypovolämie) [51] und durch eine diskrete Beeinträchtigung der Nierenfunktion [113]. Bei zentral oder peripher gehemmter

Kreislaufregulation (Narkoseeinleitung, rückenmarksnahe Leitungsanästhesie, Analgosedierung, medikamentöse oder septisch-toxische Vasodilatation) kann es zu anhaltendem Blutdruckabfall kommen.

■ **Isotone Dehydratation mit Schock:** Der Flüssigkeitsverlust hat ein Ausmaß erreicht, welches die Regulationsmechanismen nicht mehr kompensieren können. Im Vordergrund des klinischen Bildes steht eine ausgeprägte, anhaltende Kreislaufinsuffizienz mit akutem Nierenversagen, Hyperkalämie und metabolischer Azidose. Die Übergänge zur hypertonen Dehydratation sind fließend.

1.3.1.4 Symptomatik der isotonen Dehydratation

■ **Allgemeinsymptome:** körperliche Schwäche, Orthostaseintoleranz, (Volumen)Durst
■ **Klinische Zeichen:** blasse, kühle Haut, verminderte Venenfüllung, stehende Hautfalten (beim alten Menschen nur am Rumpf verwertbar), trockene Schleimhäute (bei Mundatmung nicht verwertbar) und weiche Bulbi (selten)
■ **Kreislauf:** Zentralisation, Tachykardie, Hypotension (Schockindex), zentraler Venendruck (ZVD), Pulmonal-Kapillarverschluß-Druck (PCWP) und Herz-Zeit-Volumen erniedrigt, Gefäßwiderstand hoch.
■ **Niere:** Oligurie, hohe Urinosmolalität solange Nierenfunktion intakt. $U_{Na^+} < 10$ bis 20 mmol/l, $FE_{Na^+} < 1\%$ [42, 43].

Klinisch chemische Befunde tragen wenig zur Diagnose bei. Auf internistischen Stationen häufiger als auf operativen sieht man Hämokonzentration und Hyperproteinämie. Na^+-Konzentration und Osmolalität im Plasma sind normal.

Die Diagnose „Dehydratation" wird aus der Anamnese (negative Flüssigkeitsbilanz), den Kreislaufzeichen des

„Volumenmangels" und der Oligurie gestellt. Klinisch-chemische Befunde erlauben den Zusatz „isoton".

1.3.1.5 Therapie der isotonen Dehydratation

Im Vordergrund steht die Behebung der zugrundeliegenden Störung. Daneben gilt es, das verminderte fEZFV zu regenerieren. In seltenen Fällen kann dies auf enteralem Weg geschehen, häufiger wird man Flüssigkeit infundieren müssen. Die Korrektur der isotonen Dehydratation wird mit isotonen Elektrolytlösungen durchgeführt.

Isotone *NaCl-Lösung* wird häufig zur initialen Rehydratation bei verschiedensten Krankheitsbildern eingesetzt. Bei Dehydratationszuständen, die mit Hypochlorämie und metabolischer Alkalose einhergehen (Magensaftverluste), besteht eine Indikation für diese Lösung. Daraus erkennt man auch gleich mögliche *Nebenwirkungen* bei großzügiger Anwendung: Hyperchlorämie, metabolische Azidose (siehe Verteilungsazidose).

Ringer-Lactat- und Vollelektrolytlösungen unterscheiden sich nur geringfügig durch die Art des metabolisierbaren Anions (Lactat, Malat, Acetat). Dieser Lösungstyp ist generell geeignet, isotone Flüssigkeitsverluste zu ersetzen (auch bei Laktazidosen!).

Bei isotoner Dehydratation *mit Schock* kann es vorteilhaft sein, initial kolloidale Lösungen zusammen mit einer isotonen Elektrolytlösung zu infundieren, um vorrangig das Plasmavolumen zu normalisieren.

Bei ausgeprägter Dehydratation kann man von einem Flüssigkeitsdefizit von ca. 10% des Körpergewichts in Litern ausgehen. Nach initialer Rehydratation (Ersatz von 1/4 bis 1/3 des geschätzten Verlustes in wenigen Stunden), wird die Normalisierung des Flüssigkeitsbestandes innerhalb von 2 bis 3 Tagen angestrebt. Dabei ist zu bedenken, daß neben dem Korrekturbedarf (bestehender und zu erwartender abnormer Verlust) der Basisbedarf (30 ml/kg) oder korrigierter Basisbedarf (ca. 40 ml/kg) innerhalb eines Tages zusätzlich zu berücksichtigen ist [142].

1.3.2 Isotone Hyperhydratation

Dies ist eine Ausweitung des EZFV bei ungestörter Osmolalität. Bei intakter Nierenfunktion kann sie Folge einer Überinfusion mit isotonen Elektrolytlösungen sein. Meistens handelt es sich um Bilanzierungsfehler bei niereninsuffizienten Patienten. Gefürchtete *Komplikationen* sind interstitielles (Flüssigkeitslunge) oder seltener alveoläres Lungenödem. Die *Therapie* besteht in Flüssigkeitsrestriktion und Diuresesteigerung. Hämodialyse und Hämofiltration sind Maßnahmen, um eine Hyperhydratation zu behandeln oder zu vermeiden.

1.3.2.1 Isotone Hyperhydratation und vermindertes fEZFV

Bei einer Reihe intensivmedizinisch bedeutsamer Störungen sind Flüssigkeitssequestrierung in präformierte Körperhöhlen oder ins Interstitium (dritter Raum) und Verminderung des fEZFV miteinander gekoppelt. Die gesamte im Körper vorhandene Flüssigkeit ist vermehrt (Hyperhydratation), dennoch findet man Symptome der funktionellen Dehydratation.

Ursachen der Flüssigkeitssequestrierung: Fehlregulation des EZFV (Herzinsuffizienz, Leberzirrhose). Störungen der Kapillarschrankenfunktion:

- **Eiweißmangel** (heute selten), auch bei Hypoproteinämie und niedrigem kolloidosmotischem Druck i. d. R. nicht die Ursache von Ödemen bei Intensivpatienten.

■ **Kapillar-Leck-Syndrom** (capillary-leak-syndrome) [117]
bei Anaphylaxie, Sepsis, Hypoxie, Toxinämie, Verbrennung, Verbrühung und Multiorganversagen.

Flüssigkeit kann im gesamten Interstitium sequestriert werden (Sepsis, Multiorganversagen, Anaphylaxie), vorwiegend in abhängigen Körpergebieten (Herzinsuffizienz, Eiweißmangel) oder in einzelnen Organen und präformierten Hohlräumen (Lunge, Darm, seröse Höhlen).

Kardiale Ödeme und Aszites sind Folge einer Fehlregulation, wobei die Niere etwas kompensieren soll, was andere Organe nicht leisten. Durch Perfusionsinsuffizienz bei nachlassender Pumpleistung des Herzens werden alle neurohumoralen Faktoren aktiviert, welche Flüssigkeit resorbieren. Der Regelkreis schließt sich aber nicht, da die Erhöhung des EZFV die Herzleistung meist nicht steigert [31, 52, 99]. Die Störung wird dadurch komplexer, daß bei erhöhter Vorlast auch die Gegenregulation (atriales natriuretisches Hormon) ausgelöst wird [112].

Bei dekompensierter Leberzirrhose sind funktionelles Blutvolumen und fEZFV vermindert (periphere Vasadilatation, verminderter kolloidosmotischer Druck, venöses Pooling im Splanchnikusgebiet). Dies führt wie bei der Herzinsuffizienz zur Enthemmung neurohumoraler Mechanismen der Flüssigkeitsresorption [19].

Eiweißmangelödeme sind bei uns heute keine Hungerödeme mehr. Meist ist die Hypoproteinämie Folge von Leber- und Niereninsuffizienz und muß im Rahmen dieser Erkrankungen gesehen werden [21].

Die für die Intensivmedizin bedeutsamste dieser Störungen ist das sogenannte *Kapillar-Leck-Syndrom* (capillary-leak-syndrome) [117], eine Schädigung der Kapillarmembran mit Verminderung der Schrankenfunktion durch exogene und endogene Toxine, Hypoxämie, anhaltende Schockzustände sowie allgemeine und lokale Hitzeschäden [35, 91, 131, 141]. Im Rahmen von Sepsis, ausgedehnten Verbrennungen, prolongiertem Schock und Multiorganversagen ist der ganze Organismus von dieser Störung betroffen. Im Interstitium sammeln sich riesige Flüssigkeitsmengen an, und die Patienten entwickeln ein generalisiertes Ödem. Solange die Kapillaren leck sind, ist das Ödem weder zu mobilisieren noch auszuschwemmen. Daneben gelingt es nur schwer fEZFV, funktionelles Blutvolumen, Blutdruck und Nierenfunktion unter Einsatz von kolloidalen Lösungen, isotonen Elektrolytlösungen und Katecholaminen bei tolerablen Werten zu halten. Besonders Kolloide (auch Albumin) gelangen vermehrt ins Interstitium und erhöhen durch sterischen Ausschluß dort den osmotischen Druck, was zu weiterem Flüssigkeitseinstrom führt. Während kolloidale Lösungen zusammen mit isotonen Elektrolytlösungen („Kristalloiden") ihren festen Platz in der Therapie des Volumenmangels haben [108, 126, 129], muß der Einsatz von Kolloiden bei allen Erkrankungen, die mit lokalem (akute respiratorische Insuffizienz) oder allgemeinem Kapillarschaden (Sepsis, Multiorganversagen usw.) einhergehen, sehr kritisch betrachtet werden [6, 93, 94, 132, 134, 145, 147]. Der im Plasma mit einem Onkometer gemessene kolloidosmotische Druck sagt nichts über die kolloidosmotische Aktivität der Plasmaeiweiße an einer Kapillarmembran aus und kann allein keine Indikation für die Infusion von Albumin sein.

1.4 Hypo- und hyperosmolale Syndrome

1.4.1 Regulation des Zellvolumens

Körperzellen, die physiologisch mit Flüssigkeiten in Wechselwirkung treten, deren Osmolalität stark schwanken kann (Epithelzellen im distalen Tubulus und in den Sammelrohren, Mukosazellen des Magens und Duodenums) besitzen die Fähigkeit zur *intrazellulären Osmoregulation*. Dies gilt auch für Zellen des ZNS, bei denen sowohl Zellschwellung als auch Zellschrumpfung zur lebensbedrohlichen Funktionsstörung führen. Diese Zellen können ihren Bestand an K^+, Na^+ und Cl^- sowie denjenigen „organischer Osmole" (freie Aminosäuren, Monosaccharide) aktiv so regulieren, daß der osmotische Gradient an der Zellmembran bei extrazellulär verändertem osmotischen Druck niedrig bleibt [47, 59, 96, 121]. Für die Therapie hyper- und hypotoner Störungen ist die Kenntnis dieser Vorgänge bedeutsam. Akute Veränderungen gehen mit zentralnervösen Symptomen einher, die für hyper- und hypotone Störungen ziemlich gleich sind (Übelkeit, Erbrechen, Lethargie, Kopfschmerzen, Verwirrtheit, Bewußtseinsstörungen, zerebrale Krämpfe, Koma). Sie sind Ausdruck dafür, daß die zerebrale, zelluläre Osmoregulation die Störung nicht kompensieren konnte. Rasche Korrektur ist notwendig.

Entwickelt sich eine Osmolalitätstörung langsam (innerhalb von Tagen oder Wochen), so können auch sehr aus-

geprägte Abweichungen der extrazellulären Tonizität
ohne schwerwiegende zerebrale Funktionsstörungen bleiben. Die Ganglienzellen konnten gegenregulieren. Eine
schnelle Korrektur, z. B. die Infusion hypertoner Kochsalzlösung bei Hyponaträmie oder die Infusion von freiem
Wasser beim hyperosmolaren Koma [76], kann jetzt genau
die Symptome auslösen, die bei raschem Auftreten der
Störung zu beobachten sind.

1.4.2 Der Wasserbestand

Abweichungen der Osmolalität vom geregelten Wert
bedeutet einen relativen Mangel oder Überschuß an Wasser, bezogen auf eine Teilchenaktivität von 285 mosm/kg
H_2O. Die Körperflüssigkeit ist konzentrierter oder ver-
dünnter als normal. Beide Abweichungen können mit De-,
Eu- und Hyperhydratation (Flüssigkeitsbestand) einhergehen.

Bei der *Klassifizierung* dieser Syndrome kann man auf 2
Arten vorgehen:

■ Man beschreibt den Flüssigkeitsbestand im Hauptwort
und die Osmolalität als Adjektiv: hypotone Dehydratation
(Abnahme des Flüssigkeitsbestandes bei relativem Wasserüberschuß). Dieses Vorgehen ist vorteilhaft, da man am
Krankenbett zuerst den Flüssigkeitsbestand erkennt und
erst später die Laborwerte beurteilt und ins klinische Bild
einordnet.
■ In der Literatur wird häufiger zuerst die Na^+-Konzentra-
tion im Plasma gekennzeichnet und dann die Tonizität ins
Adjektiv gesetzt (hypotone Hyponaträmie) [106], wobei der
Flüssigkeitsbestand noch nicht definiert ist. Da die Leit-
symptome Hypo- und Hypernaträmie sehr häufig sind und

zu Diskussionen Anlaß geben, sollen sie deshalb hier der übergeordnete Gesichtspunkt sein.

1.4.3 Hyponaträmie

Diese sehr häufige Elektrolytstörung, Leitsymptom einer Hypoosmolalität, sagt aus, daß der Na^+-Bestand relativ gesehen geringer ist als der Wasserbestand. Hyponaträmie ($P_{Na^+} < 130$ mmol/l) kann mit lebensbedrohlicher Dehydratation (hypotone Dehydratation), mit Euhydratation und mit grotesken Ödemen (hypotone Hyperhydratation) einhergehen.

1.4.3.1 Hyponaträmie ohne Hypoosmolalität

Pseudohyponaträmie: Bei ausgeprägter Paraproteinämie und Hyperlipidämie erscheint die molare Na^+-Konzentration im Plasma bei Messung mit dem Flammenphotometer erniedrigt (Plasmawasser vermindert). Da Na^+ im Plasmawasser geregelt wird, ist die molale Na^+-Konzentration (ionenselektive Elektrode) im Plasma normal. Auf gleiche Weise kann eine „Pseudonormonaträmie" [24] eine Hypernaträmie maskieren.

Isotone und hypertone Hyponaträmie: P_{Na^+} ist vermindert, andere osmotisch aktive Stoffe sind erhöht (Glucose, Mannit, Sorbit, Glycin), so daß die Plasmaosmolalität normal oder erhöht sein kann. Diese Konstellation findet man unter anderem beim sogenannten TUR(*transurethrale Prostataresektion*)-Syndrom oder bei diabetischem hyperosmolaren Koma mit Hyponaträmie.

　　Bei Intoxikation mit Alkohol [118] und anderen niedermolekularen Toxinen [61] kann die Osmolalität des Plasmas erhöht sein, seine Tonizität ist aber normal. Bei Hyperglykämie entsprechen sich Glucoseanstieg von 5 mmol/l und Na^+-Abfall um 1,5 mmol/l [33].

„Sick-cell-syndrome": Im Terminalstadium schwerer Erkrankungen (Herzinsuffizienz, Leber- und Nierenversagen, Hypothyreose, akute respiratorische Insuffizienz, Sepsis, Multiorganversagen) findet man häufig eine isoosmolale Hyponaträmie, die als „sick-cell-syndrome" bezeichnet wird [40]. Ursache dieses Vorstadiums der Transmineralisation ist eine Verminderung des Energieinhalts vieler Zellen des Organismus. Der zelluläre Na^+/K^+-Austausch ist gestört. Da die elektrogenen Na^+/K^+-ATPasen 3 Na^+ gegen 2 K^+ austauschen, ist diese Störung mit einer intrazellulären Zunahme der Osmolalität und Wassereinstrom in die Zellen verbunden. Dies kann im Endstadium (Transmineralisation) zur Strukturzerstörung der Zelle führen, wenn intrazellulär nur noch organische Anionen osmotisch wirksam sind [69]. Andere Hypothesen zur Entstehung dieses Syndroms gehen von einer frühen Membranpermeabilität für organische Anionen aus, welche mit entsprechenden Wassermengen die Zellen verlassen [50, 78]. Eine Möglichkeit, das Geschehen zu beeinflussen, ist die Infusion von Insulin und Glucose, um die Ionenpumpen zu aktivieren [25].

1.4.3.2 Hyponaträmie und Hypoosmolalität

Die Störung der Osmoregulation kann mit verschiedenen Veränderungen des Flüssigkeitsstatus einhergehen [33, 65, 78, 124, 125].

Hypotone Dehydratation: Es handelt sich um eine Verminderung des Flüssigkeitsbestandes bei relativem Wasserüberschuß. Die entsprechenden Flüssigkeitsverluste sind renal oder extrarenal.

■ *Extrarenale Verluste:* Die Niere als Regulationsorgan ist intakt. RAAS, antidiuretisches Hormon und Sympathikus sind aktiviert. Die Niere resorbiert verzweifelt Na^+, Cl^- und Wasser ($U_{Na^+} < 20$ mmol/l, Oligurie). Das Trinken von Leitungswasser oder dem in Kliniken häufig angebotenen „natürlichen Quellwasser" und Infusion von funktionell hypotonen 5%igen Kohlenhydratlösungen unterstützen die Hyponaträmie, die durch ein Überwiegen der ADH-Aktivität über die Aldosteronaktivität hervorgerufen wird. Ursachen extrarenaler Flüssigkeitsverluste sind gastrointestinale Verluste (Magensaft, Dünndarmsekrete, T-Drainage, Durchfälle), Verluste über das Hautorgan (Verbrennung, profuses Schwitzen), Verluste in den dritten Raum (Verbrennung, Pankreatitis, Peritonitis, Sepsis, Ileus), hypoproteinämische Dehydratation [30], capillary-leak-syndrome [117].

■ *Renale Flüssigkeitsverluste:* Die renale Fähigkeit, Salz und Wasser zu retinieren, ist durch Erkrankungen des Nierenmarks, Medikamente und Aldosteronmangel beeinträchtigt. Einziges Regulativ ist der Durst, und die Zufuhr von Wasser trägt zur Hyponaträmie bei. Die weitere Ausprägung der Störung hängt davon ab, ob hinter den erkrankten Nephronabschnitten noch funktionsfähige Segmente liegen. Dies ist beim Bartter-Syndrom und der Diuretikanephropathie der Fall. Juxtaglomerulärer Apparat und Sammelrohre sind nicht beeinträchtigt. Durch die Dehydratation werden alle salz- und wasserretinierenden Mechanismen aktiviert (hyperreninämischer Hyperaldosteronismus). Die Folge sind Kaliumverluste und vermehrte Wasserresorption. Bei chronischen Erkrankungen des Nierenmarks sind distaler Tubulus, Sammelrohre und häufig auch juxtaglomerulärer Apparat vom pathologischen Prozeß betroffen. Weitere Störungen (H^+- und K^+-Sekretion, Reninsekretion, hyporeninämischer Hypoaldosteronismus) komplizieren das Bild. Diuretikaanwendung

beim Hypertoniker führt besonders im höheren Lebens-
alter (Frauen bevorzugt) manchmal zu lebensbedrohlichen hyponaträmischen Syndromen [1, 10, 11], wobei die
klinische Ausprägung je nach Diuretikatyp unterschiedlich sein kann [136]. Schleifendiuretika verhindern, daß das
Nierenmark hyperton wird, wodurch auch die ADH-Wirkung vermindert ist. Flüssigkeits- und Salzverluste sind
groß, so daß die Dehydratation im Vordergrund steht.
Thiazide erlauben, da sie am kortikalen Teil der Henle-
Schleife angreifen, eine hohe Osmolalität im Interstitium
des Nierenmarks. Der Urin kann konzentriert (aber nicht
verdünnt) werden. Hier steht die hypotone Dehydratation
im Vordergrund. Nach anderen Untersuchungen treten
schwere Hyponaträmien mit hoher Letalität bei allen
Typen von Diuretika, auch kaliumsparenden, auf [82].

■ *Salzverlustnephropathie:* Bei verschiedenen akuten und
chronischen tubulo-interstitiellen Erkrankungen (chronische Pyelonephritis, akute und chronische interstitielle
Nephritis, Nierenmarkzysten, Papillennekrose, Nephrokalzinose) verliert das distale Nephron die Fähigkeit NaCl
zurückzuresorbieren. Es verliert unter anderem die Reak-
tionsfähigkeit für Aldosteron. Zusätzlich können H^+- und
K^+-Sekretion gestört sein, so daß die hypotone Dehydratation mit hyperkalämischer distal-tubulär-renaler Azidose
einhergeht [144]. Akute reversible Formen des renalen
Flüssigkeitsverlustes findet man bei postobstruktiver Diurese, nach Nierentransplantation und in der Erholungs-
phase der akuten Tubulusnekrose. Ein Mangel an Mine-
ralocorticoiden (Nebennierenrinden-Insuffizienz) führt
ebenfalls zu renalem Salzverlust mit Hyponaträmie und K^+-
Mangel.

■ *Das Bartter-Syndrom* [17, 58] ist eine Modellsituation für
den renalen Salzverlust (siehe unter Elektrolytstörungen
und Säuren-Basen-Haushalt), wobei die NaCl-Resorption
im aufsteigenden Teil der Henle-Schleife gestört ist. Cap-

topril kann durch ACE-Hemmung (hyperreninämischer Hypoaldosteronismus) in seltenen Fällen eine schwere Hyponaträmie verursachen [3].

Bei der *Diagnostik* des renalen Salzverlustes ist die hohe renale Na^+-Ausscheidung (> 30 bis 40 mmol/l) das Leitsymptom [33, 65, 78, 124, 125].

Hypotone Euhydratation: Hyponaträmie bei annähernd normalem Flüssigkeitsbestand. Der Begriff ist nicht ganz korrekt, da der Wasserbestand in der Regel geringfügig erhöht ist, sich aber auf extra- und intrazelluläres Flüssigkeitsvolumen verteilt, so daß alle klinischen Zeichen für ein annähernd normales fEZFV sprechen [4, 33, 50, 65, 125], wobei der Na^+-Bestand vermindert ist. Diese Konstellation findet man, wenn die relative ADH-Aktivität diejenige von Aldosteron überwiegt und/oder der Organismus großzügig mit hypotoner Flüssigkeit versorgt wird. Ödeme gehören nicht zu diesem Syndrom, eine mäßige Flüssigkeitseinlagerung im Gewebe kann vorhanden sein. Übergänge zu hypotoner Dehydratation und hypotoner Hyperhydratation sind fließend.

■ *Postoperative Hyponaträmie:* Diese auch heute noch häufige Störung ist Folge einer großzügigen hypoosmolaren postoperativen Infusionstherapie, wobei isotone Elektrolytlösungen mit funktionell hypotonen 5%igen Glucoselösungen kombiniert werden [9, 27, 82, 138, 140]. Wird ein solches Infusionsregime über Tage angewendet, kann sich eine ausgeprägte hypotone Hyperhydratation entwickeln.

■ *Nebenniereninsuffizienz:* Den abnehmenden Flüssigkeitsbestand versucht der Organismus durch nichtosmotische ADH-Sekretion und vermehrte Wasserresorption zu normalisieren. Die Hyponaträmie kann mit De- und Euhydratation einhergehen. Manchmal entwickeln die Patienten einen sonst für den Menschen unüblichen Salzappetit.

Dadurch kann das Plasma-Na$^+$ im unteren Referenzbereich liegen.

■ *Hypothyreose:* Ein vermindertes Herz-Zeit-Volumen ist Ursache der eingeschränkten renalen Salz- und Wasserausscheidung. Die ADH-Aktivität ist durch nichtosmotische Stimulierung erhöht. Die Euhydratation kann in Hyperhydratation (Myxödem) übergehen [124, 125].

■ *Syndrom der inadäquaten ADH-Sekretion (SIADH); Schwartz-Bartter-Syndrom:* Verschiedene Erkrankungen und Medikamente verursachen eine hohe ADH-Sekretion, die den Bedürfnissen des Organismus nicht entspricht und zur vermehrten Wasserretention führt [18]. Die gesamte Flüssigkeitszunahme bleibt dabei gering, da Mechanismen der Flüssigkeitsausscheidung gegenregulieren. Eine ADH-Freisetzung durch physiologische nichtosmotische Stimuli („Reset-Osmostat", Volumenmangel, Herzinsuffizienz, Leberzirrhose, sympathikoadrenerge Situationen, Streß) muß vom SIADH unterschieden werden [41, 110, 139]. Zum Formenkreis des SIADH gehören:

– *Paraneoplastische ADH-Sekretion:* Verschiedene Malignome (kleinzelliges Bronchialkarzinom, Duodenal- und Pankreaskarzinom, M. Hodgkin, Thymom, M. Waldenström, Prostatakarzinom) können ein ektopisches ADH bilden und sezernieren (SIADH im engeren Sinne)

– Entkoppelte hypophysäre ADH-Sekretion bei zerebralen Erkrankungen (Meningitis, Enzephalitis, intrazerebrale Blutungen, Subarachnoidalblutung, Hirnabszeß, Porphyrie, Guillain-Barré-Syndrom, Hirntumoren, zerebrovaskuläre Erkrankungen, Schädel-Hirn-Trauma, Alkoholdelir, amyotrophe Lateralsklerose [18, 33, 78, 111, 114, 116].

– Medikamente, welche die hypothalamische ADH-Sekretion stimulieren. Hierzu gehören Opiate, Barbiturate, Sulfonylharnstoffe, Nikotin, Clofibrat, trizyklische Antidepressiva und Zytostatika (Vinca-Alkaloide, Cyclophosphamid). Eine Verstärkung der ADH-Wirkung am Sammelrohr verursachen Oxytocin, Chlorpropramid, Cyclophosphamid und Paracetamol [104].

■ *Antidiuretisches Hormon und Lungenerkrankungen:* Bei akuten und chronischen Lungenerkrankungen (TBC, Pneumonie, Lungenmykosen, akute respiratorische Insuffizienz, Asthma bronchiale) kann man ein dem SIADH ähnliches Bild beobachten, wobei die Pathogenese der inadäquaten ADH-Sekretion nicht eindeutig geklärt ist [44], sie scheint durch nichtosmotische Stimuli (also doch adäquat) hervorgerufen zu sein.

Hypotone Hyperhydratation: Hyponaträmie bei vermehrtem Flüssigkeitsbestand. Diese Störung ist Folge einer akuten Überschwemmung des Organismus mit Wasser oder stark hypotoner Flüssigkeit (Wasserintoxikation) oder einem anhaltenden Überwiegen der Wasserresorption gegenüber der Salzresorption in der Niere (negative Freiwasserclearance).

■ *Wasserintoxikation:* Die Überschwemmung der Resorptionsbarriere (Resorption rascher als renale Ausscheidung) durch orale Wasseraufnahme ist ein seltenes Ereignis. Literaturberichte über orale Wasserintoxikationen sind rar. Sie betreffen exzessiven Biergenuß [50], psychogene Polydipsie [60] und andere Formen unkontrollierten Wassertrinkens [87]. Auch beim Beinaheertrinken im Süßwasser kann der Organismus durch pulmonale und gastrointestinale Resorption von Wasser überschwemmt werden [88]. Bei Infusion [46] und Einschwemmung (Syndrom der transurethralen Resektion = TUR-Syndrom) von funktionell hypotoner Glucose- oder Glycinlösung kann sich eine Wasserintoxikation entwickeln.

Bei dekompensierter kongestiver *Herzinsuffizienz* und *Leberzirrhose* führt die anhaltend negative Freiwasserclearance langsam zur hypotonen Hyperhydratation. Ein ähnliches Bild findet man beim *nephrotischen Syndrom,* akutem und chronischem *Nierenversagen* bei unkontrollierter Einfuhr hypotoner Flüssigkeit [33, 65, 78, 124, 125].

1.4.3.3 Symptomatik und Therapie der Hyponaträmie

Die ausgeprägte Hyponaträmie ist das Symptom einer Erkrankung mit schlechter Prognose [16]. Die klinische Symptomatik einer Hyponaträmie ist deshalb meist von anderen Symptomen der Grundkrankheit überlagert. Fällt die extrazelluläre Na^+-Konzentration sehr schnell, z. B. bei einer Wasserintoxikation, treten Symptome schon bei ca. 120 mmol/l auf [103]. Sie sind Ausdruck der Hypoosmolalität (Hypotonizität) und sicher auch Folge des verminderten Konzentrationsgradienten an der Zellmembran. Entwickelt sich eine Hyponaträmie schleichend, so können sich Zellen, besonders Ganglienzellen, an die Hypotonizität adaptieren, indem sie die intrazelluläre Osmolalität herabsetzen. Na^+-Konzentrationen im Plasma von 110 mmol/l können jetzt symptomlos sein. Hebt man nun aber die extrazelluläre Na^+-Konzentration durch Infusion hypertoner NaCl-Lösung rasch an, werden die Zellen dehydratisiert [105] und die Symptome einer Hypernaträmie erzeugt (die denjenigen der Hyponaträmie erstaunlich ähnlich sind).

Symptome der akuten und der ausgeprägten chronischen Hyponaträmie sind Desorientiertheit, Bewußtseinsstörung, Koma, zerebrale Krämpfe, Atemstillstand und Hirnstammzeichen [8, 78]. Permanente neurologische Schäden sind nicht selten [89]. Die Letalität ist hoch [15]. Die Symptomatik ist bei der Wasserintoxikation besonders ausgeprägt [46, 60, 88] und Folge des intrazellulären Hirnödems [87]. Beim TUR-Syndrom oder der raschen Infusion isotoner Kohlenhydratlösungen kann die Hypoosmolalität initial von einer Hyperglykämie maskiert werden, tritt dann aber mit zunehmender zellulärer Glucoseaufnahme um so gravierender zutage.

Eine Hyponaträmie kann durch unspezifische Sekretionssteigerung von Schilddrüsenhormonen zur euthyreoten Hyperthyroxinämie führen [29].

Der häufigste *Fehler,* der bei der Therapie einer kompensierten oder symptomatischen Hyponaträmie gemacht wird, ist die zu rasche Korrektur der Na^+-Konzentration durch Infusion hypertoner NaCl-Lösung. Diese rasche Korrektur ist nur im Fall einer lebensbedrohlichen zerebralen Symptomatik (Koma, zerebrale Krämpfe) gerechtfertigt [50].

Die einzelnen Schritte in der **Therapie** einer Hyponaträmie sind folgende [33, 50, 66]:

- Kausale Therapie der Grundkrankheit (z.. Entfernung eines ADH-produzierenden Tumors)
- Salz- und Wasserrestriktion bei hypotoner Hyperhydratation in Verbindung mit diuretischer Therapie
- Flüssigkeitssubstitution in Form isotoner NaCl-Lösung bei hypotoner Dehydratation

Beim Syndrom der inadäquaten ADH-Sekretion im engeren Sinn kann eine Therapie mit *Demeclocyclin* (Ledermycin®) gerechtfertigt sein (Hemmung der ADH-Wirkung am Sammelrohr), wenn der Grund der ADH-Sekretion nicht ausschaltbar ist und Wasserrestriktion, erhöhte Na^+-Zufuhr und Schleifendiuretika nicht zum Ziel führen [33].

Bei der Hyponaträmie des schwerstkranken Patienten („sick-cell-syndrome") wird die Therapie mit *Glucose* und *Insulin* empfohlen [25, 50].

Bei sehr ausgeprägter chronischer ($P_{Na^+} < 110$ mmol/l) oder akuter symptomatischer Hyponaträmie wird man bei zerebraler Symptomatik die extrazelluläre Na^+-Konzentration durch Infusion hypertoner *NaCl-Lösung* anheben: Infusion von 3%iger NaCl-Lösung so, daß die Na^+-Konzentration im Plasma um 2 bis 3 mmol/l · h ansteigt. Stopp der Na^+-Substitution bei 120 mmol/l. Gleichzeitige Gabe eines *Schleifendiuretikums*. Die unspezifische Therapie der zerebralen Symptomatik (Koma, Atemstillstand, Krämpfe) ist die übliche (*Sauerstoff, Beatmung, Barbiturate*). Danach *Wasserrestriktion*, bis renale und extrarenale Wasserverluste die endgültige Korrektur bewirken [14, 15, 105]. Die Korrektur einer symptomatischen Hyponaträmie mit hypertoner NaCl-Lösung ist *nicht ungefährlich* und kann selbst zu bleibenden neurologischen Schäden führen. Erfolgt die Korrektur zu rasch und/oder sogar überschießend bis zur Normo- oder gar Hypernaträmie [8], kann sich eine zentrale pontine *Myelinolyse* entwickeln (Demyelinisierung aller Nervenbahnen im Zwischenhirn und dem Pons, schlaffe Lähmungen, Aphasie, Schluckstörungen, Koma) [14, 89, 90, 109]. Dabei ist nicht immer zu entscheiden, ob dieses schwerwiegende bleibende neurologische Defizit durch die Grundkrankheit (Alkoholismus, Leberzirrhose), durch die Hyponaträmie selbst oder deren zu rasche Korrektur entstanden ist [8].

1.4.4 Hyperosmolale Syndrome

Die osmotische Aktivität der Körperflüssigkeiten wird zwar wesentlich, aber nicht ausschließlich von der extrazellulären Na^+-Konzentration bestimmt. Nicht jede hyperosmolare bzw. hypertone Störung ist auch mit Hypernaträmie verbunden. Hypertone Störungen entstehen, wenn die Konzentration von Stoffen, für welche die Zellmembran eine Barriere darstellt, extrazellulär ansteigt. Dies ist in der Regel Natrium, häufig sind es andere Stoffe, wie Glucose, andere Monosaccharide, Zuckeralkohole und Glycerin. Hohe Harnstoff- oder Ethanolkonzentrationen tragen nicht zur Tonizität des EZFV bei [47].

Eine Erhöhung der extrazellulären Tonizität beantwortet der Organismus mit Durst, ADH-Sekretion und Verminderung der Freiwasserclearance. Die Niere ist nur begrenzt in der Lage, dem Organismus Wasser einzusparen. Spätestens bei prärenaler Funktionseinschränkung verliert sie die Fähigkeit dazu. Durst, der wichtigere Faktor für die Osmoregulation, wird von Schwerkranken häufig nicht empfunden oder sie können oder dürfen diesem Gefühl nicht nachkommen.

■ **Neurogene Störungen der Osmoregulation:** Durch Funktionsstörungen von den Osmorezeptoren über die ADH-Synthese bis zur Sekretion kann eine Hypernaträmie verursacht werden. Diese Defekte können angeboren oder durch Erkrankungen des ZNS erworben sein. Kongenitale hypodipsogene Hypernaträmie ist selten, wobei Störungen des Durstempfindens und der ADH-Ausscheidung getrennt oder gemeinsam betroffen sind [70, 72, 114]. Häufiger sind Verletzungen, Entzündungen oder Durchblutungsstörungen von Hypothalamus und Hypophyse Ursachen dieser Störung [114], ja sogar psychische Erkrankungen (Schizophrenie) können durch Adipsie zu schwerer hypertoner Dehydratation führen [45].

Am häufigsten beobachtet man in der Intensivtherapie den zerebralen Diabetes insipidus nach Schädel-Hirn-Trauma, Apoplex oder Enzephalitis. Versucht man zunächst eine Nachbilanzierung der Flüssigkeitsverluste mit isotonen Elektrolytlösungen (der Urin ist hypoton, $U_{osm} < 300$ mosm/kg H_2O), so beobachtet man nicht selten ein langsames Ansteigen der Na$^+$-Konzentration im Plasma. Hier sind Halbelektrolyt- und 5%ige Glucoselösungen indiziert. Zur Substitution von antidiuretischem Hormon verwendet man *Desmopressin* (Minirin®) und dosiert nach Wirkung (z. B. eine halbe Ampulle subkutan oder als kontinuierliche Infusion).

1.4.4.1 Hypertone Dehydratation

Anhaltende unsubstituierte Flüssigkeitsverluste verursachen zunächst, d. h. solange die renale Osmoregulation intakt ist, eine isotone Dehydratation. Mit prärenalem Nierenversagen steigt die Plasmatonizität, da die mittlere Osmolalität aller extrarenalen Flüssigkeitsverluste (gastrointestinal, Perspiratio, Wasserdampf in der Exspirationsluft) geringer ist als die Plasmaosmolalität. Besonders ausgeprägte Störungen findet man bei Patienten mit verminderter oraler Wasseraufnahme. Dies sind solche, die zum Trinken zu jung (Säuglinge), zu alt und zu krank sind, oder bei denen eine Erkrankung des oberen Gastrointestinaltrakts vorliegt, die eine Wasseraufnahme verhindert (Erbrechen). Die Hypernaträmie bei diesen Patienten entwickelt sich schleichend und führt spät zu Symptomen der zellulären Dehydratation. Zeichen der Kreislaufinsuffizienz sind weniger ausgeprägt, da das extrazelluläre auf Kosten des *intra*zellulären Flüssigkeitsvolumens aufgefüllt wird [47]. Es wurde im Extremfall ein P_{Na^+} von 202 mmol/l überlebt (Hitzeerschöpfung mit hypertoner Dehydratation) [62]. Bei der Therapie der hypertonen Dehydratation hat die Rehydratation durch isotone Elektrolytlösungen, also die Normalisierung des Flüssigkeitsvolumens, Vorrang vor der Korrektur der osmotischen Störung.

1.4.4.2 Hypertone Hyperhydratation

Die schwersten hypertonen Syndrome sind solche, bei denen sich durch unbeabsichtigte orale NaCl-Zufuhr [2, 80] oder Infusion hypertoner Kochsalz- [39] oder Natriumbikarbonatlösungen [98] rasch sowohl Hypervolämie, als auch Hypernaträmie entwickeln. Die zerebrale Dehydratation entsteht in kurzer Zeit, so daß die Adaptation durch Bildung idiogener Osmole unmöglich ist. Koma, zerebrale Krämpfe und, falls die Störung überlebt wird, bleibendes neurologisches Defizit sind häufig.

Eine solche rasch entstandene Entgleisung bedarf der schnellen Korrektur der Hypervolämie als auch der Osmolalität (Schleifendiuretika, Infusion hypotoner Elektrolytlösungen, Hämodialyse). In diesen Fällen (aber auch nur in diesen) ist die Infusion von destilliertem Wasser (Cava-Katheter!) zur raschen Senkung der Osmolalität *denkbar.* Ungefährlicher ist die Wassersubstitution über eine Magensonde (der komatöse Patient ist sicher intubiert und beatmet).

1.4.4.3 Das hyperosmolale, hyperglykämische, nicht-ketoazidotische Coma diabeticum

Diese Sonderform der hypertonen Dehydratation findet man häufig beim bisher nicht bekannten oder nichtinsulinpflichtigen Typ-II-Diabetes. Osmotische Diurese oder andere Flüssigkeitsverluste (Hitzeerschöpfung, postoperative Flüssigkeitsverluste) in Verbindung mit der Hyperglykämie führen zur hypertonen Dehydratation. Die Hypertonizität wiederum hemmt ihrerseits die Insulinfreisetzung [47], wodurch sich die Hypoglykämie verstärkt. Die Störung entwickelt sich schleichend im Verlauf von 2 bis 3 Wochen [20], so daß die Dehydratation sehr ausgeprägt sein kann. Nur 10% der entsprechenden Patienten haben keine zentralnervösen Symptome der Hypertonizität [20]. Glucosekonzentrationen im Plasma können extrem hoch sein, bis 2000 mg/dl (110 mmol/l), so daß die Plasmaosmolalität, auch bei Normo- oder Hyponaträmie zwischen 350 und 400 mosm/kg H_2O liegen kann.

Wiederum ist die Rehydratation mit isotoner Elektrolytlösung die therapeutische Erstmaßnahme [76]. Die extrazelluläre Tonizität soll nur langsam gesenkt werden, um
den Wassereinstrom in Ganglienzellen (*idiogene Osmole*)
zu verhindern. Neben der Rehydratation (zur Kaliumsubstitution: siehe Therapie des Coma diabeticum im Kapitel
Säuren-Basen-Störungen, S. 142) sind sehr geringe Insulin-
mengen (5 E/h) zur Blutzuckersenkung ausreichend. Bei
zu schnellem Abfall der Plasmaosmolalität (Infusion hypotoner Lösungen, großzügige Insulindosierung) kann das
Syndrom der „isotonen Wasserintoxikation" (erneute Be-
wußtlosigkeit, Koma, Krämpfe nach luzidem Intervall
durch ein Hirnödem) auftreten [47].

1.5 Flüssigkeitsbilanz

Nichts erscheint leichter als bei einem Patienten eine Flüssigkeitsbilanz zu erstellen. Die Flüssigkeitszufuhr sollte so groß sein wie renale und extrarenale Flüssigkeitsverluste plus Verluste in den dritten Raum.

Stellen wir uns einen Patienten mit Peritonitis vor (Peritonealspülung mit 1 l/h), der niereninsuffizient ist (Hämofiltration) und große Flüssigkeitsmengen in den dritten Raum verliert (capillary-leak-syndrome), so ist eine plausible Flüssigkeitsbilanz mit einem großen Aufwand verbunden. Ein Patentrezept für glaubwürdige Flüssigkeitsbilanzen gibt es nicht, jeder muß seine eigene Methode entwickeln und dabei bleiben. Es ist aber sehr wichtig, daß die rechnerische Bilanz „*plausibilisiert*" wird. Dies erreicht man dadurch, daß anhand klinischer Zeichen, nichtinvasiver und invasiver Meßwerte (Blutdruck, zentraler Venendruck, Pulmonal-Kapillarverschluß-Druck, Herz-Zeit-Volumen, Urinmenge, Temperatur) die Flüssigkeitszufuhr gesteigert oder gedrosselt wird oder sogar Diuretika eingesetzt werden.

Patienten, die mit vertretbarem Aufwand gewogen werden können, sind in der Regel leicht zu bilanzieren, so daß wir ihr Körpergewicht eigentlich nicht benötigen. Andere, bei denen uns Veränderungen des Körpergewichts bei der Bilanzierung helfen könnten, sind häufig nicht zu wiegen. Patienten mit beginnender Sepsis haben meist tagelang positive Bilanzen, da sie viel Flüssigkeit in den dritten

Raum einlagern. Mit Resorption derselben ist die Bilanz dann sehr lange negativ.

Sehr lästig ist die stündliche Erfassung *wechselnder Filtratmengen bei der Hämofiltration.* Hier haben wir folgende Lösung gefunden: In den Filtratschlauch wird ein „Windkessel" integriert (bei uns ein Infusionsbeutel aus Plastik). Aus diesem Beutel wird das Filtrat mit einer Infusionspumpe entfernt, die auf 1000 ml/h eingestellt wird. Ist die Filtratmenge größer, so wird der Beutel anschwellen und der so erzeugte Druck die Ultrafiltration drosseln (Autoregulation des Systems). Die Filtratmenge ist so immer konstant und die Substitutionsmenge muß nicht von Stunde zu Stunde verändert werden.

Bei der *Peritoneallavage* können negative Bilanzen durch Aszites und Lymphverluste (größere Wundflächen) auftreten. Es ist besonders schwierig, okkulte Verluste [142] in eine Bilanz einzubeziehen, wozu neben Schweiß und Wasserdampf in der Exspirationsluft besonders Verluste in den dritten Raum zu rechnen sind.

Merke: Flüssigkeitsbilanzen sind mit Vorsicht zu interpretieren und es ist unzulässig, Infusionspläne allein auf Bilanzen zu gründen.

2
Elektrolythaushalt

2.1 Kaliummetabolismus

2.1.1 Kaliumbestand und -verteilung. Aufgaben von K^+ im Stoffwechsel

Kalium ist das dominierende intrazelluläre Kation. Die intrazelluläre Konzentration ist vor allem für die Skelettmuskelzelle gut bekannt, sie liegt bei 140 bis 150 mmol/l. Bei einem Aktivitätskoeffizienten von 0,6 beträgt die entsprechende Kaliumaktivität ca. 85 bis 90 mmol/kg H_2O.

Bei einer physiologischen extrazellulären Kaliumkonzentration von 3,5 bis 5,5 mmol/l und einem Aktivitätskoeffizienten von 0,73 ist die entsprechende Aktivität ca. 2,5 bis 4,0 mmol/kg H_2O [58].

Die *Gesamtmenge* an Kalium im menschlichen Organismus beträgt ca. 50 mmol/kg (Normalgewicht), wovon sich nur 2% (ca. 1 mmol/kg) im EZFR befinden.

Der Kaliumbestand ist von der Zellmasse, in erster Linie von der Muskelmasse, abhängig. Er nimmt bei Anabolismus zu (Kaliumbedarf) und bei Katabolismus ab.

Die *wichtigste Aufgabe* des K^+ (zusammen mit organischen und anorganischen Anionen) ist die Aufrechterhaltung des *Zellvolumens*. Der intrazelluläre Kaliumbestand ist abhängig von augenblicklicher elektrischer Aktivität einer Zelle und Funktion der Na^+/K^+-ATPasen.

Als *zweite wichtige physiologische Aufgabe* ist K^+ am Zustandekommen des *Ruhemembranpotentials* elektrisch aktiver Zellen beteiligt. Dieses ist eine komplexe Funktion der

Zellmembran, der unterschiedlichen Membranleitfähigkeit für Na^+ und K^+ sowie der Aktivität der elektrogenen Na^+/K^+-ATPasen [58]. Die *Nernst-Gleichung* für das Kaliumgleichgewichtspotential ist geeignet, das Ruhemembranpotential abzuschätzen [58, 71]:

$$EK = \frac{- R \cdot T}{C} \cdot \ln \frac{aK_i}{aK_a}$$

wobei R die allgemeine Gaskonstante, T die Temperatur in Kelvin, C die Faradaykonstante, aK_i und aK_a die entsprechenden Kaliumaktivitäten sind. Setzt man die bekannten Werte in die Gleichung ein (für 37 °C)

$$EK = \frac{-8,3 \cdot 310}{96,5} \cdot \ln \frac{85}{4} \frac{Nm \cdot Grd \cdot Mol}{Grd \cdot Mol \cdot 10^3 \, C}$$

$$EK = -81 \, mV$$

so erhält man ein Kaliumgleichgewichtspotential, welches dem normalen Ruhepotential einer Muskelfaser nahekommt.

Diese kleine Rechnung ist geeignet, folgende Beziehung anschaulich zu machen: Bei akuter Veränderung der extrazellulären Kaliumkonzentration verändert sich das Ruhemembranpotential. Bei *Hypokaliämie* ist die Membran hyperpolarisiert, bei *Hyperkaliämie* ist das Membranpotential erniedrigt (*Tab. 2*). Daraus können Herzrhythmusstörungen entstehen.

Eine *dritte Aufgabe* hat K^+ im intrazellulären Metabolismus, wobei wichtige Stoffwechselwege (Glykogen-, Protein- und Nukleinsäuresynthese) auf eine physiologische Kaliumaktivität angewiesen sind [43].

Tab. 2: Veränderungen des Ruhemembranpotentials (EK) einer Herzmuskelzelle bei Veränderungen der extrazellulären Kaliumkonzentration.

cKa	aKa	cKi	aKi	EK (mV)
2,5	1,83	142	85	−102
4,5	3,29	142	85	− 81
8,0	5,84	142	85	− 71

cKa: Extrazelluläre K^+-Konzentration; aKa: Extrazelluläre K^+-Aktivität; cKi: Intrazelluläre K^+-Konzentration; aKi: Intrazelluläre K^+-Aktivität.

2.1.2 Die Regulation von Kaliumbestand und Kaliumverteilung

An der K^+-Homöostase sind renale und extrarenale Mechanismen beteiligt.

Die Kaliumaufnahme ist unter physiologischen Bedingungen diskontinuierlich, sie kann es auch bei intravenöser Kaliumzufuhr sein.

Belastet man den Organismus mit 50 bis 100 mmol K^+, einer Menge, die nach proteinreicher Mahlzeit resorbiert werden kann, so scheidet die Niere in 4 bis 6 Stunden ca. die Hälfte aus, der Rest verbleibt im Organismus und wird zu 80% von Zellen aufgenommen. Das Plasmakalium steigt um weniger als 1 mmol/l an. Nur ein ganz geringer Teil des aufgenommenen K^+ wird über den Darm und die Haut ausgeschieden [8].

2.1.2.1 Renale Regulation des Kaliumbestands

Glomerulär filtriertes K^+ wird im proximalen Tubulus fast vollständig resorbiert (90 bis 95%). Die im Urin ausgeschiedene Kaliummenge wird vom distalen Tubulus und den Sammelrohren bestimmt [24]. Bei großem K^+-Angebot wird K^+ vermehrt von den Hauptzellen des distalen Tubulus sezerniert, wobei ihre periluminale Oberfläche und die Aktivität der Na^+/K^+-ATPase an der kontraluminalen Membran zunehmen. Bei Kaliummangel nimmt dagegen die Aktivität der Zwischenzellen zu, die K^+ resorbieren [70]. Daneben gibt es andere Zellen im distalen Tubulus und in den Sammelrohren, an denen vorwiegend der Austausch von Na^+ gegen K^+ und H^+ stattfindet. Diese werden z. B. von Aldosteron aktiviert. Auf die Niere lastet die ganze Verantwortung der längerfristigen Kaliumhomöostase [70].

2.1.2.2 Faktoren, welche die renale Kaliumausscheidung steigern

■ **Diuretika:** Jede Diuresesteigerung durch Saluretika (stärker) und Osmodiuretika (geringer) führt zur vermehrten K^+-Ausscheidung (gilt nicht für kaliumsparende Diuretika). Hierfür sind mehrere Mechanismen verantwortlich: Die K^+-Sekretion im distalen Tubulus ist vom Harnfluß abhängig; ist dieser gesteigert, so wird mehr K^+ sezerniert. Schleifendiuretika verursachen mehr als Thiazide einen Aldosteronismus. Der distale Na^+/K^+-Austausch wird aktiviert. Eine bloße Steigerung der Wasserdiurese, z. B. bei Diabetes insipidus, führt nicht zu gesteigerter K^+-Ausscheidung [40].

Bei dem weiten Einsatz von Diuretika in der Therapie ödematöser Erkrankungen sind diese die häufigste Ursache eines Kaliummangels [10, 16, 31, 40, 70].

■ **Hohe Na^+-Zufuhr:** Diese wirkt sich ähnlich aus wie eine diuretische Therapie. Die Natriurese ist gesteigert und damit der Harnfluß (s. oben), die distale Na^+-Resorption wird stimuliert und damit der K^+-Austausch [38]. Dies hat klinische Relevanz für Intensivpatienten. Die tägliche Na^+-Einfuhr ist in der Regel hoch und die tägliche renale Ausscheidung von mehreren 100 mmol keine Seltenheit. Dies kann einen Kaliummangel begünstigen.

■ **Katecholamine:** Wie wir später sehen werden, haben Katecholamine einen Einfluß auf die zelluläre Kaliumaufnahme, auch an der Tubuluszelle. $Beta_2$-Stimulation und $Alpha_1$-Blockade fördern die renale Kaliumausscheidung. Die klinische Relevanz dieser Tatsache ist noch nicht ganz klar.

■ **Alkalose:** Der Tubuluszelle fehlt H^+ zum Austausch gegen Na^+. K^+ muß vermehrt ausgetauscht werden.

■ **Nichtresorbierbare Anionen:** Erscheinen z. B. Bikarbonat, Sulfat, β-OH-Buttersäure und Acetessigsäure in größeren Mengen im distalen Tubulus und in den Sammelrohren, so ist die luminale Elektronegativität vergrößert und K^+ diffundiert besser ins Tubuluslumen.

2.1.2.3 Faktoren, welche die renale Kaliumausscheidung vermindern

In Umkehrung der obigen Darstellung führen *Oligurie, Hypoaldosteronismus, Aldosteronantagonisten,* kaliumsparende *Diuretika, β_2-Rezeptorenblocker, α_1-Agonisten* und *Azidose* zur verminderten renalen K^+-Ausscheidung. Eine verringerte Aldosteronaktivität wirkt sich bei normalem Harnfluß wenig auf die K^+-Sekretion aus, erst wenn Hypoaldosteronismus mit Hypovolämie verbunden ist, kann es zur Hyperkalämie kommen.

Neben den renalen sind nur noch *gastrointestinale* Kaliumverluste klinisch relevant. Diese findet man vor allem bei langandauernder *Laxanzieneinnahme,* bei *Diarrhö,* der seltenen proteinverlierenden *Enteropathie* und bei villösen *Rektumtumoren* [21].

Wechselwirkungen zwischen gastrointestinalen und renalen Salz- und Flüssigkeitsverlusten findet man z. B. beim *Pseudo-Bartter-Syndrom.* Letztlich sind Gastrointestinaltrakt und Nieren für alle klinisch relevanten Kaliumverluste verantwortlich [5].

2.1.2.4 Extrarenale Regulation der Kaliumverteilung

Über das kleine extrazelluläre Flüssigkeitskompartment mit seiner niedrigen K^+-Konzentration können in kurzer Zeit Kaliummengen transportiert werden, die dessen Bestand übersteigen [8].

Beispiele: Massivtransfusion von Blutkonserven mit hoher K^+-Konzentration (10 bis 20 mmol/l); unbemerkt schnelle Infusion einer kaliumreichen Lösung; Hämolyse, Myolyse, Zytolyse bei Chemotherapie von Malignomen.

Potente extrarenale Mechanismen müssen verhindern, daß dabei das extrazelluläre Kalium stärker ansteigt, was zu einer hyperkalämischen Katastrophe führen kann. Auch die umgekehrte Situation ist denkbar, in welcher der Organismus einen akuten Abfall der extrazellulären K^+-Konzentration auffangen muß (z. B. nach einer kohlenhydratreichen Mahlzeit mit hoher postprandialer Insulinaktivität), oder er muß bei Kaliummangel den Kaliumappetit der Muskulatur zügeln.

2.1.2.5 Sympathikus und Katecholamine

Die β_2-Stimulation ist ein physiologischer Mechanismus, um Kalium aus dem EZFV zu entfernen und das Plasmakalium zu senken [20]. Eine Adrenalininfusion (0,05 µg/kg · h) senkt die extrazelluläre K^+-Konzentration meßbar, bei gleichzeitiger K^+-Infusion ist der extrazelluläre K^+-Anstieg geringer als ohne Adrenalin. Diese Wirkung bleibt bei der Anwendung von β_2-Antagonisten aus. Die Stimulation von β_2-Rezeptoren an der Zellmembran steigert die Aktivität der Na^+/K^+-ATPasen und die Zelle nimmt mehr K^+ auf [9, 13].

Im distalen Nephron werden die Ionenpumpen an der Blutseite der Tubulusepithelzellen gleichermaßen aktiviert, K^+ wird vermehrt aufgenommen und tubulär sezerniert.

Bei kaliumreicher Ernährung und Infusionstherapie sind Sympathikusaktivität und Katecholaminumsatz erhöht [63].

Klinisch eingesetzte β_2-Agonisten wie *Salbutamol* (z. B. Sultanol®), *Fenoterol* (Berotec®, Partusisten®) und *Terbutalin* (z. B. Bricanyl®) haben den gleichen kaliumsenkenden Effekt (Tokolyse, Asthmatherapie). Beta$_2$-Antagonisten wie *Propranolol* (z. B. Dociton®, Indobloc®), *Pindolol* (z. B. Visken®), *Alprenolol* (Aptin®) und *Timolol* (z. B. Temserin®) hemmen die zelluläre Kaliumaufnahme [77, 78]. Bei längerfristiger Therapie (besonders in Verbindung mit Saluretika) kann ein intrazellulärer Kaliummangel entstehen. Wird der β_2-Rezeptorenblocker abrupt abgesetzt (Rezeptoren up-reguliert), kommt es zum Rebound und zur akuten Hypokalämie (Herzrhythmusstörungen).

Im Gegensatz dazu bewirkt die α_1-Stimulation an der Leberzelle eine K^+-Freisetzung, an der Muskelzelle eine Hemmung der K^+-Aufnahme (Na^+/K^+-ATPase-Aktivität vermindert). Bei kaliumarmer Ernährung nimmt die α_1-Rezeptordichte an der Muskulatur zu, so daß schon bei basaler Sympathikusaktivität der Kaliumappetit dieses riesigen Organsystems gebremst wird. Der K^+-Gehalt der Muskulatur nimmt ab. Diese ist quasi ein Reservoir für Organe, wie das ZNS, die einen Kaliummangel nicht tolerieren würden [2, 3]. Eine α_1-Stimulation mobilisiert funk-

tionell gespeichertes Kalium und sorgt für die Aufrechterhaltung der extrazellulären K^+-Konzentration in Ka-
liummangelsituationen. Die renale K^+-Ausscheidung
nimmt ab. Wird *Norepinephrin* (= Noradrenalin) (Arte-
renol®) zusammen mit kaliumhaltigen Infusionslösungen
(z. B. im Rahmen der Sepsis) infundiert, so sollte man auf
eine *Hyperkalämie* achten. Die Wirkung von α_1-Antagoni-
sten wie *Phentolamin* (Regitin®) und *Phenoxybenzamin*
(Dibenzyran®) hemmt diese Reaktion [77].

Epinephrin (= Adrenalin) (z. B. Suprarenin®) wird bei der
kardiopulmonalen Reanimation und im anaphylaktischen
Schock als Bolus injiziert. Der initiale Kaliumanstieg wird
durch die α_1-Stimulation, der anschließende, anhaltende
K^+-Abfall durch die β_2-Stimulation verursacht.

Das hier vorgestellte Bild ist nur in der Theorie so klar.
Die beschriebenen Reaktionen werden durch Wechselwirkungen mit anderen kaliumregulierenden Systemen ver-
schleiert und sind nicht immer faßbar. Eine Übersicht über
die extrazelluläre Kaliumhomöostase durch Sympathikus-
agonisten und -antagonisten gibt *Tab. 3*.

Tab. 3: Mechanismen der extrarenalen Kaliumhomöostase

Extrazelluläre Kaliumkonzentration	
Gesteigert	**Vermindert**
α_1-**Stimulation** Adrenalin (= Epinephrin) (Bolus) Noradrenalin (= Nor- epinephrin)	β_2-**Stimulation** Adrenalin (= Epinephrin) (Infusion) Terbutalin, Phenoterol, Salbutamol
β_2-**Blockade** Propranolol, Pindolol, Alprenolol, Timolol	α_1-**Blockade** Phentolamin, Phenoxybenzamin

2.1.2.6 Insulin und Glucagon

Wie eine β_2-Stimulation, so steigert auch Insulin die Aktivität der Na^+/K^+-ATPasen und bewirkt einen dosisabhängigen Abfall des Plasmakaliums. Initial ist die Leber das aufnehmende Organ, später die Skelettmuskulatur. Die zelluläre Kaliumaufnahme ist unabhängig vom Glucoseshift. Eine Hyperglykämie vermindert den Kaliumeinstrom in die Zelle [15, 68].

Klinische Relevanz: Bei der Akuttherapie einer Hyperkalämie mit Insulin sollte nur soviel Glucose infundiert werden, daß der Blutzucker im physiologischen Bereich bleibt (häufige Kontrollen, getrennte Insulin- und Glucoseinfusion). Unter diesen Umständen senkt eine Insulindosis von 1 mE/kg · min (ca. 4 E/h) das Plasmakalium um 0,5 mmol/l · h [15].

Glucagon setzt K^+ aus der Leber frei, so daß das Verhältnis von Insulin- und Glucagonaktivität für die Regulation des Plasmakaliums die ausschlaggebende Größe ist.

2.1.2.7 Aldosteron und Aldosteronantagonisten

Bis heute sind nur die Aldosteronwirkungen an Epithelzellen (Niere, Darm, Haut) klinisch faßbar. Welche Rolle Aldosteron bei der Regulation der Na^+/K^+-ATPasen-Aktivität von anderen Zellen spielt, ist spekulativ. Da der endogene Aldosteronantagonist ebenfalls noch nicht faßbar ist, muß die Beteiligung dieses Systems an der extrarenalen Kaliumhomöostase noch offen bleiben.

2.1.2.8 Wechselwirkungen

Unter klinischen Bedingungen sind Wechselwirkungen zwischen Sympathikusaktivität und Insulin/Glucagon zu erwarten: Eine mäßige Steigerung der Sympathikusaktivität (Adrenalinkonzentrationen im Plasma bis 200 pg/ml) läßt eine Insulinsekretion noch zu (Hyperglykämie, Glucagonsekretion und β_2-Stimulation steigern die Insulinsekretion der β-Zelle). Eine sehr hohe Sympathikusaktivität (Adrenalinkonzentrationen im Plasma > 300 pg/ml) hemmt die Insulinsekretion der β-Zelle über α_1-Rezeptoren [12, 55, 56, 79].

Klinische Relevanz: In einer initialen Streßphase (Trauma, hämorrhagischer Schock, Hypothermie, Hypoxie, Verbrennung) sind Katecholaminspiegel hoch. Insulinsuppression und Hemmung der muskulären Ionenpumpen (α_1-Wirkung), in Verbindung mit Oligo-Anurie und metabolischer Azidose lassen eine Hyperkalämie erwarten.

Nach initialer Therapie (Volumensubstitution, Analgesie, Sedierung, Beatmung, Wiedererwärmung, also „Stabilisierung der Vitalfunktionen") mindert sich der Sympathikotonus, ohne aber basale Werte zu erreichen. Eine Insulinsekretion ist wieder möglich, die zelluläre Kaliumaufnahme ungehemmt. Die Nierenfunktion kommt wieder in Gang, oft wird eine mäßige Polyurie nicht ausbleiben. Wenn jetzt noch Bikarbonat zur Therapie einer Azidose infundiert wurde, so ist eine Hypokalämie sicher.

Klinische Relevanz: Der mäßig gestreßte Patient hat bei Krankenhausaufnahme eine Hypokalämie [47].

2.1.3 Kalium und Säuren-Basen-Status

Bei einer metabolischen oder respiratorischen Azidose, besonders wenn diese mit einer Oligo-Anurie einhergeht, erwartet man eine Hyperkalämie. Die gängige Erklärung dafür ist, daß der intrazelluläre Anstieg der H^+-Konzentration K^+-Ionen aus der Zelle verdrängt.

Man kann folgende Überlegung anstellen: Bei einer generalisierten Azidose stiege die H^+-Konzentration im gesamten IZFV von 100 (pH 7) auf 1000 nmol/l (pH 6) an. Dabei könnten $30 \cdot 900$ nmol = 27 µmol K^+ freigesetzt werden, was den extrazellulären Kaliumbestand (70 mmol) nicht meßbar erhöhen würde. Einfache Umverteilungsphänomene können die zelluläre Freisetzung von K^+ bei Azidosen, bzw. die K^+-Aufnahme bei Alkalosen nicht erklären.

Außerdem läßt sich auch keine feste Beziehung zwischen pH und extrazellulärer K^+-Konzentration aufstellen, wie es immer wieder getan wird

$$\Delta pH \pm 0,1 \triangleq \Delta K^+ \mp 0,6 \text{ mmol/l}$$

Plasmakalium und pH sind nicht streng korreliert (s. auch Kapitel: Störungen der Säuren-Basen-Regulation; S. 132).

Sicher wird bei ausgeprägten metabolischen und respiratorischen Azidosen K^+ aus vielen Zellen freigesetzt. Ursache hierfür ist vor allem der intrazelluläre Energiemangel, der ja z. B. die auslösende Ursache einer Laktazidose und die Folge einer schweren respiratorischen Azidose ist. Der Energieinhalt der Zellen sinkt, und damit die ATP-Bereitstellung für die energiehungrigen Na^+/K^+-ATPasen der Zellmembranen. Bei Ischämie kann die Zelle so den größten Teil ihres Kaliumbestandes verlieren und mit Na^+ „vollaufen" (Transmineralisation).

Zur Kompensation einer Azidose hat in der Niere die H^+-Ausscheidung Vorrang vor der K^+-Ausscheidung. Kreislaufzentralisation, Oligurie, hohe Katecholaminaktivität (α_1-Stimulation) sind weitere Faktoren, die am Entstehen einer Hyperkaliämie mitwirken können. Andererseits wissen wir, daß Patienten mit diabetischer Ketoazidose bei osmotischer Diurese ohne ausgeprägte Dehydratation eine Hypokalämie aufweisen können.

Auch bei metabolischen und respiratorischen Alkalosen wirken mehrere Faktoren an der oft (aber nicht immer) zu beobachtenden Hypokalämie mit. Bei Alkalosen, die mit Volumenmangel und Bikarbonatdiurese einhergehen (gastrische Alkalose, Pseudo-Bartter-Syndrom) ist die Hypokalämie durch renale Mechanismen bedingt (Aldosteronismus, Bikarbonatdiurese) und weniger durch den extrazellulären pH.

Respiratorische Alkalosen gehen häufig mit Erregungszuständen einher (Hyperventilation) und sind mit einer Sympathikusaktivierung verbunden, was eine Hypokalämie ebenfalls erklärt. Patienten, die kontrolliert hyperventiliert werden, aber sediert sind, weisen nicht regelmäßig eine Hypokalämie auf.

Veränderungen der extrazellulären K^+-Konzentration, die mit Störungen im Säuren-Basen-Status verbunden sind, haben also multifaktorielle Ursachen [1].

2.1.4 Hypokalämische und hyperkalämische Syndrome

Der Kaliumbestand oder Kaliumstatus des Organismus kann für ein bestimmtes Körpergewicht normal oder vermindert sein. Im letzteren Fall spricht man von *Hypokalie,* Kaliummangel oder Kaliumdepletion. Eine *Hyperkalie* ist bei chronischem Nierenversagen, beim Insulinom und beim Phäochromozytom denkbar. Es ist aber nicht bekannt, wieviel Kalium die Zellen über ihren normalen Bestand hinaus aufnehmen können. Echte Vorräte an funktionslos gespeichertem K^+ hat der Organismus nicht.

Verminderung (Hypokalämie) oder Zunahme (Hyperkalämie) der extrazellulären K^+-Konzentration kann bei jedem Kaliumstatus eintreten. Normalerweise wird eine Hypokalie mit Hypokalämie einhergehen. Störungen der Kaliumverteilung (Azidose, Niereninsuffizienz) können auch bei Kaliummangel eine Hyperkalämie bewirken. Fatal kann es sein, wenn Mechanismen der extrarenalen K^+-Homöostase, die das Plasmakalium senken (Insulin, Alkalose, β_2-Agonisten), im Zustand der Kaliumverarmung wirken. Schwere Hypokalämien sind die Folge. Hyperkalämien kommen fast nur bei akutem oder chronischem Nierenversagen vor. Akute zelluläre Kaliumfreisetzung (β_2-Rezeptorenblocker, depolarisierende Muskelrelaxanzien, Laktazidose) können eine tödliche Hyperkalämie auslösen.

2.1.4.1 Kaliummangel (vermindertes Gesamtkörperkalium)

Eine Kaliumverarmung des Organismus entsteht bei unsubstituierten gastrointestinalen und renalen Kaliumverlusten.

■ **Gastrointestinale Verluste:** Anhaltende Durchfälle, Magen- und Darmsekrete werden langzeitig über Sonden abgeleitet, Darm-, Gallefistel, T-Drainage, Laxanzienabusus, eiweißverlierende Enteropathie, villöser Dickdarmtumor, paralytischer Ileus.

■ **Renale Verluste:** Diuretikatherapie (Carboanhydratasehemmer, Thiazide, Schleifendiuretika), osmotische Diurese (Diabetes mellitus), Dopamin, Bartter-Syndrom, Pseudo-Bartter-Syndrom, primärer (hyporeninämischer) Aldosteronismus, hyperreninämischer Aldosteronismus, renal-tubuläre Azidosen, Salzverlustnephritis, NNR-Hyperplasie, -Adenom, -Karzinom, ektopische ACTH-Bildung, Aminoglykoside [27], Penicilline in hohen Dosen, natriumreiche Infusionstherapie, Mg^{2+}-Depletion.

Auch anhaltende Schweißverluste (K^+-Konzentration im Schweiß ca. 5 bis 10 mmol/l, bei hoher Aldosteronaktivität auch mehr) können zur K^+-Depletion beitragen. Die meisten dieser Kaliumverluste kommen zusammen mit größeren Flüssigkeitsverlusten vor. In diesen Fällen kann eine Dehydration über den Mechanismus des hyperreninämischen Aldosteronismus zur Steigerung der renalen Kaliumausscheidung führen (Durchfälle, Laxanzien-, Diuretikagebrauch, Magensaft- und Darmsekretverluste, paralytischer Ileus, osmotische Diurese usw.).

Einige dieser Krankeitsbilder sind komplexer Natur und sollen kurz dargestellt werden:

■ **Bartter-Syndrom:** Diese Erkrankung ist zwar sehr selten, stellt aber eine Modellsituation zum Verständnis komplexer Zusammenhänge dar, die zur Hypokalämie führen können. Ursache der Störung ist ein Defekt der Na^+/K^+/ 2 Cl^--Resorption am dicken, aufsteigenden Teil der Henle-Schleife, dem Motor der renalen Konzentrationsfähigkeit (die Anwendung von Schleifendiuretika simuliert ein Bartter-Syndrom). Reaktiv werden Na^+-Resorption und K^+-Sekretion im distalen Tubulus und den Sammelrohren verstärkt (hyperreninämischer Aldosteronismus). Dieses und der hohe Urinflow im distalen Tubulus sind Ursache der erhöhten K^+-Ausscheidung. Möglicherweise handelt es sich allerdings um ein Krankheitsbild, bei welchem Na^+/ K^+-Transportvorgänge auch an extrarenalen Membranen beeinträchtigt sind [5, 25].

■ **Pseudo-Bartter-Syndrom** oder **gastrische Alkalose:** Anhaltende Magensaftverluste führen zur Hypovolämie und hypochlorämischen Alkalose. Ursachen sind Pylorusstenose, Magenausgangsstenose bei Ulkus duodeni, heimliches Erbrechen (Bulimia nervosa) und Hyperemesis gravidarum. Hauptfaktoren für die Weiterentwicklung der Störung sind Dehydratation, Hypochlorämie und metabolische Alkalose. Die Hyperbikarbonatämie übersteigt die HCO_3^--Resorptionskapazität des proximalen Tubulus (Überlaufbikarbonaturie). Durch das nichtresorbierbare Anion zusammen mit dem durch die Dehydratation ausgelösten hyperreninämischen Aldosteronismus wird K^+ vermehrt renal ausgeschieden. Es entsteht so eine hypovolämische, hypochlorämische, hypokalämische Alkalose (gastrische Alkalose). Wenn die Patienten ihren Durst mit Leitungswasser stillen, kommt eine Hyponaträmie hinzu (hypotone Dehydratation) [5, 74].

Therapie der gastrischen Alkalose: *Flüssigkeitssubstitution* in Form von isotoner Kochsalzlösung (eine der wenigen Indikationen hierfür). Ein ausgeprägter K^+-Mangel wird durch *Kaliumsubstitution* behoben. Nur bei bedrohlicher Alkalose (tetanische Anfälle) vorsichtige Korrektur mit 0,1 normaler Salzsäure [75] (über einen Cava-Katheter, oder als sehr langsame Infusion zu einer schneller laufenden Natriumchloridlösung).

■ **Renal-tubuläre Azidosen:** Die Fähigkeit des proximalen oder distalen Tubulus H^+ ins Tubuluslumen auszuscheiden ist behindert. Dies ist quasi ein Sonderfall der Salzverlustnephropathie, da entweder die proximale oder die distale NaCl-Resorption gestört sind. Wiederum wird distal vermehrt K^+ gegen Na^+ ausgetauscht, nur daß sich hier neben Hypokalie und Hypokalämie keine Alkalose entwickelt, wie sonst bei angestrengter distaler Na^+-Resorption üblich [5].

■ **Villöse Rektumtumoren** können Ursache für anhaltende Verluste natrium- und kaliumreicher Flüssigkeit sein. Neben Dehydratation und Hypokalämie entsteht durch den ausgeprägten Kaliummangel ein Hypoinsulinismus mit Hyperglykämie, der durch Kaliumsubstitution zu beheben ist [21].

2.1.4.2 Hypokaliämie durch Kaliumverteilungsstörungen

Einen stärkeren Abfall der K^+-Konzentration im Plasma dadurch, daß Zellen vermehrt Kalium aufnehmen, finden wir bei Insulintherapie ohne K^+-Substitution, Alkalose oder alkalisierender Therapie, β_2-Stimulation (Adrenalin, Terbutalin, Fenoterol), Theophyllin in niedrigen oder höheren Dosen [36, 80], Vitamin B_{12}-Substitution bei perniziöser Anämie, familiärer periodischer hyperkalämischer Paralyse [7, 58], und der thyreotoxischen periodischen Paralyse [22].

2.1.4.3 Klinische Symptomatik und Diagnostik des Kaliummangels

Schwere Hypokaliämien bei Kaliummangelzuständen, die mit schlaffen Muskellähmungen, Schluckstörungen, Zwerchfellähmung, Bewußtseinsstörungen, Apathie, Koma, paralytischem Illeus oder Blasenatonie einhergehen [7, 26], werden wir heute in der Klinik selten sehen. Die *Zeichen des Kaliummangels* sind i. d. R. weniger offensichtlich. EKG-Veränderungen, Herzrhythmusstörungen, Hyperglykämie, Darmatonie und eine metabolische Alkalose sind Zeichen, nach denen wir suchen müssen.

Wenn Muskelschwächen im Rahmen eines Kaliummangels auftreten (z. B. bei der Entwöhnung vom Respirator), so werden wir diese vermutlich nicht erkennen.

Aus dem bisher Gesagten geht hervor, daß viele Ursachen zum Kaliummangel und zu Kaliumverteilungsstörungen führen können. Wie erkennt man eine substitutionsbedürftige Hypokalie und wie wird diese von einer „harmlosen" Verteilungshypokalämie unterschieden?

Leitsymptom des Kaliummangels ist – trotz aller Interpretationsschwierigkeiten – eine anhaltende *Hypokalämie.*

Die renale K^+-Ausscheidung ist niedrig (< 20 mmol/die), wenn der Kaliummangel extrarenale Ursachen hat. Eine hohe K^+-Konzentration im Urin ($\gg 20$ mmol/die) weist auf renale Kaliumverluste (Diuretika) hin, oder auf eine ausreichende Kaliumversorgung (die Hypokalämie beruht dann auf Verteilungsstörungen). Letzterer Schluß ist aber nur dann gerechtfertigt, wenn keine Störungen vorliegen, welche die distale K^+-Sekretion verstärken (Na^+-Mangel, Dehydratation, Aldosteronismus).

Die beschriebenen klinischen Zeichen des Kaliummangels sind oft wenig ausgeprägt und außerdem vieldeutig. Eine Anamnese ist beim Intensivpatienten oft nicht zu erheben. Häufig bleibt nichts anderes übrig, als bei Hypokalämie eine symptomatische K^+-Substitution durchzuführen.

2.1.4.4 Kaliumsubstitution

Mäßige Verteilungshypokalämien, die man häufig bei Klinikaufnahme eines akut Erkrankten oder eines Unfallopfers findet, erfordern keine K^+-Substitution [47].

Der K^+-Bedarf parenteral ernährter Patienten ist in der Regel hoch und beträgt − bei normaler Nierenfunktion − abhängig von der Na^+-, Kohlenhydrat- und Aminosäurenzufuhr 1 bis 3 mmol/kg · Tag.

Haben Patienten längere Zeit Diuretika oder Laxanzien eingenommen, oder bestand eine andere Ursache für eine negative Kaliumbilanz, so kann der Kaliumbedarf in den ersten Tagen nach Klinikaufnahme erstaunlich hoch sein (ca. 3 mmol/kg · Tag).

Nicht nur bei herzkranken Patienten [60], sondern auch nach Magen-Darm-Operationen ist es günstig, soviel K^+ zu substituieren, daß das Plasmakalium zwischen 4,5 und 5 mmol/l liegt (dies erspart vermutlich viel Metoclopramid, Neostigmin, Pyridostigmin oder Ceruletid zur Darmstimulation).

Bei diabetischer Ketoazidose oder hyperosmolarem Coma diabeticum beginnt die K^+-Substitution *vor* der Insulintherapie, wenn das Plasmakalium erniedrigt ist (Kaliumbedarf oft mehr als 20 mmol/h), *mit* der Insulintherapie, wenn das Plasmakalium im normalen Bereich ist (Kaliumbedarf in der Regel 20 mmol/h). Bei Hyperkalämie wartet man mit der Kaliumsubstitution solange, bis das Plasmakalium unter der Insulintherapie abfällt.

Eine K^+-Substitution kann mit KCl erfolgen. K^+-/Mg^{2+}-Asparaginat ist günstig, wenn gleichzeitig ein Magnesiummangel besteht. Andere Kaliumsalze (Phosphat, Bikarbonat, Acetat, Malat) sind besonderen Indikationen vorbehalten. Wenn keine Zeichen einer lebensbedrohlichen Hypokalämie vorhanden sind, sollte die Infusionsrate nicht mehr als 20 mmol/h betragen. Bei Kaliumsubstitution im Rahmen der diabetischen Ketoazidose können selten einmal 30 bis 40 mmol/h nötig sein.

2.1.4.5 EKG-Veränderungen und Herzrhythmusstörungen bei Hypo- und Hyperkalämie

Der Kaliumaktivitätsgradient an der Innen- und Außenseite der Membran elektrisch aktiver Zellen ($\ln aK_i/aK_a$) trägt entscheidend zur Größe des Ruhemembranpotentials bei [58, 71]. Der Herzmuskel erhält auch bei Hypokalie lange seinen Kaliumbestand auf normalem Niveau [3] und besitzt auch bei Hyperkalämie Abwehrmechanismen gegen eine Erhöhung der intrazellulären Kaliumkonzentration [51]. *Hypokalämie* bedeutet damit Hyperpolarisation, *Hyperkalämie* Hypopolarisation. Das Ausmaß der daraus entstehenden EKG-Veränderungen und Herzrhythmusstörungen ist aber nicht an die absolute Höhe der extrazellulären K^+-Konzentration gebunden, sondern vielmehr an die Geschwindigkeit einer Veränderung des Plasmakaliums. Bei langsam eintretender Kaliumdepletion können, besonders vom gesunden Herzen, extreme Hypokalämien symptomlos vertragen werden. Bei schnellem Abfall der extrazellulären K^+-Konzentration (Insulintherapie beim Coma diabeticum, Entlastung einer obstruktiven Nephropathie) können schon bei normalen Plasmakonzentrationen hypokalämische EKG-Veränderungen und Herzrhythmusstörungen auftreten. Das gleiche gilt bei Hyperkalämie. Ein Patient mit chronischem Nierenversagen verträgt extrazelluläre Kaliumkonzentrationen von vielleicht 8 bis 9 mmol/l ohne EKG-Veränderungen, beim akuten Nierenversagen oder Infusionsfehlern kann diese Kaliumkonzentration Kammerflimmern oder Asystolie hervorrufen.

Hypokalämie und EKG

Das Ruhemembranpotential ist erhöht, die Zelle hyperpolarisiert. Der depolarisierende Na^+-Einstrom ist begünstigt (vergrößerte QRS-Amplitude). Bei der Repolarisation überwiegt der K^+-Ausstrom, die Phase II (Plateau) ist verkürzt, die Phase III dagegen verlängert, da Hypokalämie die Kaliumleitfähigkeit der depolarisierten Membran herabsetzt [71]. Das EKG zeigt eine ST-Verkürzung (Phase II), eine Abflachung oder präterminale Negativität der T-Welle. Nach der verlangsamten Phase III entwickelt sich ein diastolisches Nachpotential (Phase IV), was einer U-Welle entspricht. U- und T-Welle können verschmelzen. Die Autonomie des Herzmuskels ist gesteigert. Supraventrikuläre und ventrikuläre Extrasystolien und Tachykardien sind häufig. Kammerflattern und -flimmern können zum akuten Herztod führen [30, 51].

Beim Herzgesunden findet man *Herzrhythmusstörungen* durch Hypokalämie selten. Bei herzkranken Patienten ist die Gefahr viel größer [30, 60]. Bei der Stauungsherzinsuffizienz treten schon ohne begleitende Elektrolytstörungen komplexe ventrikuläre Arrhythmien auf [52]. Diese Patienten werden oft mit Diuretika behandelt, was zu einer kombinierten K^+-, Mg^{2+}-Depletion führt [16, 31, 40]. Digitalistherapie und hohe endogene Katecholaminspiegel erhöhen die Neigung zu Rhythmusstörungen ebenfalls [9, 52]. Bei koronarer Ischämie und akutem Infarkt kann diese komplexe Konstellation maligne Rhythmusstörungen hervorrufen und mitverantwortlich sein für den plötzlichen Herztod.

Hyperkalämie und EKG

Der transmembranale Kaliumgradient ist verkleinert, das Ruhemembranpotential vermindert (Hypopolarisation). Die Depolarisation tritt langsam ein (niedriges Aktionspotential, QRS-Verbreiterung). Im extremen Fall beobachtet man nur noch sinuswellenförmige oder völlig deformierte Kammerkomplexe [41]. Die verlangsamte Erregungsleitung führt zu Blockbildern (AV-Blockierungen, Schenkelblöcke). Phase II und III der Repolarisation sind (paradoxerweise) verkürzt. Dies kommt durch eine Erhöhung der Membranleitfähigkeit für K^+ zustande [71]. Das Ruhemembranpotential wird schnell erreicht. Charakteristisch sind hohe spitze T-Wellen (Kirchturm-T). Die Zeit für den Calciumeinstrom und die intrazelluläre Calciumfreisetzung ist verkürzt (verminderte Kontraktionskraft). Beschleunigte Repolarisation, verbunden mit einer Leitungsverzögerung, begünstigt Reentry-Phänomene (Kammerflattern, Kammerflimmern). Mit zunehmender Hyperkalämie wechseln Bradykardien und Schenkelblockbilder mit Tachykardien ab. Der Kreislaufstillstand ist Folge von Kammerflattern-, und -flimmern (häufiger) oder Asystolie (seltener). Hyponaträmie und Hypokalzämie verstärken die Symptome der Hyperkalämie [41, 52].

2.1.4.6 Hyperkalämische Syndrome

Lebensbedrohliche Hyperkalämien treten in der Regel nur auf, wenn die Niere kein Kalium ausscheidet und die extrarenalen Regulationsmechanismen gehemmt oder überlastet sind.

Ursachen einer akuten Hyperkalämie [14, 41, 53]:

■ **Niereninsuffizienz:** Akutes prärenales Nierenversagen, verschiedene Formen des intrarenalen Nierenversagens (akut und chronisch), postrenales Nierenversagen (obstruktive Nephropathie).

Alle anderen im folgenden aufgeführten Ursachen führen nur in Kombination mit einer Niereninsuffizienz zur bedrohlichen Hyperkalämie.

■ **Kaliumbelastung:** Exogene Zufuhr (zu frühe Kaliumsubstitution bei diabetischer Ketoazidose), kaliumhaltige Medikamente, endogen durch Anwendung kaliumsparender Diuretika [42, 53, 76].

■ **Endogene Kaliumfreisetzung** aus dem intrazellulären Raum: Hämolyse, Myolyse, Crush-Syndrom [32], Zytolyse bei Chemotherapie von Malignomen. Anwendung depolarisierender Muskelrelaxanzien in der vulnerablen Phase (Verbrennungskrankheit, Polytrauma, neuromuskuläre Erkrankungen [67]). Anwendung von β_2-Rezeptorenblokkern [69], Kombination von depolarisierenden Muskelrelaxanzien und β_2-Rezeptorenblockern [45]. Primäre hyperkalämische periodische Paralyse Gamstorp [58]. Metabolische Azidose, Schock, akute Pankreatitis, akutes Leberversagen [53].

Bei der Lebertransplantation werden unmittelbar nach der Reperfusion der Spenderleber große Kaliummengen, die in der Ischämiephase den Hepatozyten verloren gingen, in den Kreislauf eingeschwemmt.

Digitalisintoxikation (Hemmung der Na^+/K^+-ATPasen), Arginin-HCl [41].

■ **Syndrom des hyporeninämischen und hyperreninämischen Hypoaldosteronismus** bei Nebennierenrindeninsuffizienz, autonomer Neuropathie, Heparintherapie, ACE-Hemmung, Diabetes mellitus [17, 19, 34, 48].

■ **Diabetische Ketoazidose:** Letaler Ausgang häufig durch Hyperkalämie. Multifaktorielle Ursachen: Insulinmangel, niedriger Insulin-Glucagon-Quotient, intrazellulärer Energiemangel, hyporeninämischer Hypoaldosteronismus, Katabolismus, Hyperglykämie [11, 18, 23, 39, 50, 73].

2.1.4.7 Notfalltherapie der Hyperkalämie

Therapieerfolg sofort notwendig:

■ **Calciumgluconat 10%ig,** 10 bis 30 ml als Bolus (30 s) i.v., wiederholte Gabe möglich [53].

■ **Hypertone NaCl-Lösung,** z. B. 60 bis 80 ml des 5,9%igen NaCl-Konzentrats oder 40 ml der 9%igen NaCl-Lösung. Wirkung besonders gut, wenn gleichzeitig eine Hyponaträmie besteht.

■ **Hypertone NaHCO$_3$-Lösung** (8,4%ig), 100 bis 150 mmol als Kurzinfusion (ausnahmsweise), besonders wenn Hyponaträmie und metabolische Azidose vorhanden sind [32].

Bei entsprechender Konstellation (z. B. akute Anurie) muß die Notfalltherapie der Hyperkalämie nach dem Monitor-EKG, auch ohne Kenntnis des Elektrolyt- und Säuren-Basen-Status, erfolgen. Medikament der *ersten Wahl* ist deshalb Calciumgluconat in obiger Dosierung. Die hier angegebenen Maßnahmen verändern kurzfristig das Membranpotential, haben aber keine Wirkung auf die Menge des extrazellulären Kaliumbestandes. Sie müssen von einer anderen, längerfristiger wirksamen Therapie, mit der K$^+$ aus dem EZFR entfernt werden kann, abgelöst werden.

■ **Glucose, Insulin:** Für den Kaliumshift in die Zelle ist Insulin, nicht Glucose entscheidend [15]. Diese ist nur

nötig, um eine Hypoglykämie zu vermeiden. Eine Hyperglykämie verschlechtert den Therapieerfolg.

Effektivste Maßnahmen: Insulinperfusor, Infusionsge-
schwindigkeit, je nach Notfallsituation 4 bis 24 E Alt-Insu-
lin/h. Die Glucosesubstitution erfolgt getrennt nach der
Kontrolle des Blutzuckers. Dieser soll zwischen 5 und 8
mmol/l (90 und 150 mg/dl) bleiben. Ein fixes Verhältnis
zwischen Insulin und Glucose wird häufig empfohlen, da
es praktikabler ist: 500 ml 20%ige Glucose (ohne Kalium!),
20 bis 30 E Alt-Insulin, Infusion in 30 bis 90 Minuten (Ach-
tung, es können fast 50 E Insulin/h auf diese Weise infundiert werden) [59, 62]. Der Effekt von Insulin hält unter der
Infusion mehrere Stunden an, so daß eine Hämodialyse
(wenn noch notwendig) in Ruhe geplant werden kann [41,
59, 62].

■ **Digitalisantikörper** können bei Digitalisintoxikation notwendig sein, um die Hemmung der Membran-ATPasen zu
antagonisieren: Digitalis-Antidot BM®, Dosierung nach
Wirkung (ca. 4 bis 6 Flaschen).

■ **Ionenaustauscher** zur enteralen Anwendung: Reso-
nium® A oder Calcium Resonium®, oral 3 bis 4mal täglich
15 g (1 Beutel) zusammen mit hypertoner Sorbitlösung,
rektal 2mal täglich 2 Beutel in hypertoner Sorbitlösung.

■ **Hämodialyse:** Effektivste Maßnahme zur Kaliumsen-
kung. Es können 50 mmol K^+/h entfernt werden.

2.2 Calcium

2.2.1 Hyperkalzämie, Hyperkalzämiesyndrom und hyperkalzämische Krise

Hyperkalzämie bedeutet, daß die Konzentration des Gesamtkalziums im Plasma über 2,7 mmol/l (die des freien Calciums über 1,3 bis 1,5 mmol/l) angestiegen ist.

Unter *Hyperkalzämiesyndrom* verstehen wir ein klinisches Krankheitsbild mit Allgemeinsymptomen und hyperkalzämiebedingten Organfunktionsstörungen, wobei dem Syndrom in 70% der Fälle eine maligne Erkrankung, in 20% der Fälle ein nichtregulativer Hyperparathyreoidismus (HPT) und in 10% der Fälle seltenere Ursachen zugrunde liegen [4, 28, 29, 66].

Eine Hyperkalzämie hat keinen Krankheitswert, wenn es sich um die seltene familiäre, benigne Hyperkalzämie handelt [54].

Die *hyperkalzämische Krise* ist ein lebensbedrohliches Krankheitsbild mit multiplem Organversagen durch Dekompensation eines Hyperkalzämiesyndroms. Sie entwickelt sich häufiger beim nichtregulativen Hyperparathyreoidismus als bei der Tumorhyperkalzämie [28, 29, 61, 66].

2.2.1.1 Ätiologie und Pathogenese

Nichtregulativer Hyperparathyreoidismus (Adenom, Hyperplasie, Karzinom der Epithelkörperchen), sehr selten

im Rahmen einer multiplen endokrinen Neoplasie (MEN
I, II, III). Durch die Wirkung des Parathormons wird Ca^{2+}
aus dem Skelett freigesetzt. Es entwickelt sich in der Regel
eine Niereninsuffizienz, die über verminderte Calciumausscheidung zur Hyperkalzämie beiträgt.

Nichtparathyreogenes Hyperkalzämiesyndrom bei ma-
lignen Erkrankungen:

Mit osteolytischen Metastasen (Mammakarzinom, mul-
tiple Myelome, Lymphome, Leukämie, Plasmozytom). Die
Calciumfreisetzung aus dem Knochen erfolgt durch Osteo-
klasten, welche durch humorale Faktoren (OAF = osteo-
klastenaktivierender Faktor) und Prostaglandine aktiviert
werden.

Tumoren ohne Skelettmetastasen (Hypernephrom, Pan-
kreaskopfkarzinom, Plattenepithelkarzinome von Lunge,
Ösophagus, Cervix uteri und Pankreasparatynome) können ein ektopisches Parathormon bilden (paraneoplastische Hyperkalzämie).

2.2.1.2 Symptomatik des Hyperkalzämiesyndroms

■ **Allgemeinsymptome:** Gewichtsverlust, Inappatenz, Veränderungen der Persönlichkeit, Durst, Polydipsie.

■ **Niere, ableitende Harnwege:** Rezidivierende, doppelsei-
tige Urolithiasis (Calciumphosphat-, Calciumoxaltsteine),
Hyperkalzurie (Calciumausscheidung > 250 mg/Tag bei
Frauen und > 300 mg/Tag bei Männern), Nierenpar-
enchymverkalkungen, Hyperphosphaturie, Polyurie.

■ **Skelettsystem, Bewegungsapparat:** Muskel- und Kno-
chenschmerzen, subperiostale Resorptionszonen, Kno-
chenzysten, Spontanfrakturen, Muskelatrophien vom Bek-
ken- und Schultergürteltyp (beim nichtregulativen Hyperparathyreoidismus).

■ **Gastrointestinaltrakt:** Ulcera duodeni, chronisch rezidivierende Pankreatitis.

Klinisch-chemische Befunde: Hyperkalzämie, Plasmagesamtcalcium 2,7 bis 4,0 mmol/l (freies Calcium > 1,3 bis 1,5 mmol/l), Hypophosphatämie, Parathormon im Plasma > 1,2 ng/ml. Alkalische Phosphatase erhöht.

2.2.1.3 Symptomatik der hyperkalzämischen Krise

Serumcalcium in der Regel > 4 mmol/l. Der Eintritt einer Krise steht aber nur in lockerem Zusammenhang mit der Plasmacalciumkonzentration.

- **Niere:** Polyurie geht in Oligo-Anurie über. Nephrokalzinose, Zunahme der Niereninsuffizienz mit Retention harnpflichtiger Substanzen, Urämie, Azotämie. Die Niereninsuffizienz kann durch eine schwere Dehydratation verursacht sein (prärenales Nierenversagen), in der Regel ist sie Folge der zunehmenden Parenchymzerstörung.
- **Gastrointestinaltrakt:** Anorexie, Übelkeit, unstillbares Erbrechen, abdominelle Schmerzen, Duodenalulzera (Blutungen), akute Pankreatitis.
- **Herz, Kreislauf:** Hypertonie, Bradykardie, AV-Blockierungen, Verkürzung der QT-Zeit, Sensibilisierung gegen Digitalis.
- **Zentralnervensystem:** Hyperkalzämisches Durchgangssyndrom, Antriebsarmut, depressive Verstimmung, Benommenheit, Somnolenz, Koma. Gesteigerte Aggressivität, Wahnsymptome, starke Kopfschmerzen.
- **Homöostase:** Isotone oder hypertone Dehydratation, Hypokaliämie, Hypokalie, metabolische, hyperchlorämische Azidose.

2.2.1.4 Therapie der hyperkalzämischen Krise

Vorbereitung zur Operation oder im Rahmen maligner Erkrankungen [6, 33, 35, 61, 65, 66]:

- **Rehydratation:** Diese Maßnahme steht an erster Stelle, da jede hyperkalzämische Krise von einer isotonen oder hypertonen Dehydratation begleitet ist. Wegen drohender hyperchlorämischer Azidose ist isotone Kochsalzlösung nur bedingt geeignet. Diese ist aber eine der wenigen völlig calciumfreien Lösungen. Daher wird sie in dieser Situation häufig verwendet. Andere geeignete Lösungen: Ringer-Lactatlösung, Elektrolytlösungen mit 100 mmol/l Na^+ und 20 mmol/l K^+ enthalten noch einen geringen, in der Regel vernachlässigbaren Ca^{2+}-Anteil (2,5 mmol/l). Diese Lösungen sind vorteilhaft, wenn eine renale Calciumelimination noch möglich ist.

- **Kaliumsubstitution:** Während initialer Rehydratation ist eine Hypokalämie die Regel. Bei forcierter Diurese wird eine Kaliumsubstitution nach regelmäßiger Kontrolle des Plasmakaliums vorgenommen.

- **Forcierte Diurese** (ist auch bei eingeschränkter Nierenfunktion in der Regel möglich): 6 bis 12 l Elektrolytlösungen werden innerhalb 24 Stunden infundiert. Auch hier ist eine isotone Kochsalzlösung bedingt geeignet, 2/3-Elektrolytlösungen mit einem Kaliumgehalt von ca. 20 mmol/l sind besser geeignet, ebenso eine Ringer-Lactatlösung, in diesem Fall muß Kalium gesondert substituiert werden. Im Rahmen der forcierten Diurese wird *Furosemid* (z. B. Lasix® in einer Dosierung von 20 bis 50 mg/h) gegeben. Die forcierte Diurese muß durch stündliche Urinkontrolle, zentralvenösen Katheter und regelmäßige Kontrolle der Plasmaelektrolyte überwacht werden.

- **Calcitonin:** Nebenwirkungsarmes Adjuvans von nichtvoraussagbarer Wirkung. Wird vom Beginn der Therapie an eingesetzt. Dosierung: 400 E/24 h als kontinuierliche Infusion (z. B. Calsynar®).

- **Mithramycin:** 25 µg/kg als einmalige Dosis (mehrstündige Infusion). Korrigiert eine Hyperkalzämie jeder Genese innerhalb von 24 Stunden. Der Effekt hält mehrere

Tage an. Bei wiederholter Anwendung kumulierende To-
xizität (Knochenmark-, Leber-, Nierenschädigung). Mithramycin ist ein hochtoxisches Zytostatikum. In der
Regel wird man sich scheuen, dieses Medikament beim
nichtregulativen Hyperparathyreoidismus einzusetzen.
Das Für und Wider der Mithramycinanwendung außerhalb der Tumorhyperkalzämie wird unterschiedlich beurteilt.

■ **Infusion von Phosphat:** Ablagerung von Ca^{2+} im Gewebe,
gilt heute als obsolet.

Eine neue Substanz (WR-2721), welche die Parathormon-
sekretion aus den Epithelkörperchen supprimiert, wird
gerade klinisch erprobt.

Bei der Tumorhyperkalzämie kann ein Versuch mit
Chlodronat (Dichlormethylendiphosphat) gemacht werden.

2.3 Magnesium

Diesem, vermutlich wichtigsten, intrazellulären Kation wird bis heute noch eine geringe Beachtung geschenkt [72]. Ernährungsbedingte Mangelzustände sind extrem selten und führen nur bei zusätzlichen gastrointestinalen und renalen Magnesiumverlusten zu einem Mangelsyndrom [57].

Renale Kaliumverluste werden immer von Magnesiumverlusten begleitet. Dies gilt vor allem für eine langdauernde diuretische Therapie. Ein Magnesiummangel soll ätiologisch an der ischämischen Herzerkrankung beteiligt sein und zusammen mit einem Kaliumdefizit schwer beherrschbare Herzrhythmusstörungen begünstigen. Die Messung der Magnesiumkonzentration im Plasma ist mit der Atomabsorptionsspektrophotometrie möglich (s. Kapitel Spurenelemente), eine Methode, die nicht jedem zur Verfügung steht. Nicht immer zeigt eine Hypomagnesämie einen Magnesiummangel an und ein Magnesiummangel geht nicht immer mit einer Hypomagnesämie einher. Deshalb ist die Messung der Magnesiumkonzentration im Plasma oft von fraglichem Wert.

2.4 Phosphat

Wie bei K^+, so repräsentiert auch das extrazelluläre Phosphat (Plasmakonzentrationen 0,8 bis 1,6 mmol/l) nur einen geringen Anteil des Gesamtbestandes. Die wichtigsten intrazellulären Aufgaben erfüllt Phosphat als Bestandteil von Adenosintriphosphat (ATP), Adenosindiphosphat (ADP), Adenosinmonophosphat (AMP), cAMP und cGuanosin-Monophosphat (cGP).

Mit einem Phosphatmangel ist bei Alkoholismus, Mangel- oder Fehlernährung, beim Hyperparathyreoidismus, bei anhaltender Diuretikatherapie, bei entgleistem Diabetes mellitus und nach gastrointestinalen Flüssigkeitsverlusten zu rechnen [49, 72].

In der Vergangenheit wurden bei phosphatarmer parenteraler Hyperalimentation (eine Form der parenteralen Ernährung, die heute nicht mehr gebräuchlich ist) Hypophosphatämien beschrieben [44, 46, 64].

Symptomatik des Hypophosphatämiesyndroms: Verwirrtheitszustände, Delirium, zerebrale Krämpfe, Koma, periphere Neuropathie, Muskelschwäche, Rhabdomyolyse, Hyperventilation, Insulinresistenz, Linksverschiebung der Sauerstoffdissoziationskurve (2,3-DPG-Mangel).

Eine Phosphatsubstitution bei parenteraler Ernährung sollte 0,2 mmol/kg · Tag betragen. Bei Phosphatmangelzuständen können wesentlich größere Mengen erforderlich sein. Patienten mit diabetischer Ketoazidose haben vor Beginn der Therapie meist eine Verteilungshyperphosphatämie [37]. Mit Rehydratation und Insulinsubstitution fällt das Plasmaphosphat regelmäßig ab und muß substituiert werden, da real ein Phosphatdefizit von 0,5 bis 1,5 mmol/kg vorliegt [23]. Die Phosphatsubstitution erfolgt in dieser Situation am besten in Form des Kaliumsalzes (K_2HPO_4, KH_2PO_4).

3
Störungen der Säuren-Basen-Regulation

3.1 Der pH-Begriff und die Wasserstoffionenaktivität

In ideal verdünnten Lösungen werden gelöste Teilchen nur vom Lösungsmittel (Wasser) umgeben. Jedes entfaltet an einer Meßeinrichtung seine Aktivität so, als ob andere Teilchen nicht vorhanden wären. Man mißt die „wahre" Konzentration c, z. B. cH^+, cK^+, cNa^+.

In nicht ideal verdünnten (realen) Lösungen – dies sind alle klinisch-chemisch relevanten Flüssigkeiten – ist die Wirksamkeit der gelösten Teilchen durch Wechselwirkungen mit anderen, geladenen und ungeladenen Teilchen vermindert. Das Meßergebnis einer Konzentration, sofern die Messung nicht gravimetrisch („Wägen"), sondern z. B. potentiometrisch erfolgt, entspricht nicht der „wahren", sondern einer geringeren „scheinbaren" Konzentration. Diese nennt man „Aktivität" a, z. B. aH^+, aK^+, aNa^+. Die Eichkurve einer solchen Meßanordnung (Lichtabsorption, elektrische Spannung, Gefrierpunktserniedrigung über der Konzentration aufgetragen) verläuft nichtlinear [12, 25].

Alle klinisch-chemischen Meßmethoden, auch die pH-Messung, müssen dieses reale Verhalten gelöster Stoffe berücksichtigen [8].

Als pH (potentia hydrogenii) bezeichnet man den negativen dekadischen Logarithmus der H^+-Ionenaktivität einer Lösung:

$$pH = -\log aH^+$$

In der modernen theoretischen Chemie definiert man unanschaulicher: der pH ist das relative Maß des chemischen Potentials der Protonen (H^+-Ionen) und nur näherungsweise der negative Logarithmus der Wasserstoffionenaktivität [5]. Diese wird potentiometrisch mit einer pH-Elektrode gemessen. Vereinfacht ausgedrückt ist der pH das Meßergebnis der Wasserstoffionenkonzentration, d. h. die Konsequenz der Wirksamkeit der Protonen einer Lösung an der pH-Elektrode.

Man mißt Aktivitäten in mol/kg H_2O. In Körperflüssigkeiten finden wir H^+-Aktivitäten im nmol- und μmol-Bereich (im Magensaft auch im mmol-Bereich). Zwischen pH 3,5 und pH 10 ist es Medizinern erlaubt, cH^+ und aH^+ gleichzusetzen und molare (mol/l) statt molale (mol/kg H_2O) Konzentrationsangaben zu benutzen, da die entsprechenden Bedingungen „hinreichend ideal" sind [5].

Beispiel:

$$aH^+ = 10^{-5} \text{ mol } H^+/\text{kg } H_2O$$
$$pH = 5$$

Manchmal ist es günstiger, statt des pH die entsprechenden Konzentrationen (cH^+) oder Aktivitäten (aH^+) anzugeben, wozu die *Tab. 4* von Nutzen sein kann. Innerhalb des dort dargestellten Bereiches findet man biologische pH-Werte, z. B. einen pH von 7,85 im Blut (15 nmol H^+/kg H_2O) bei extremer metabolischer Alkalose, sowie einen sehr sauren pH in Lysosomen von 4,75 (18 μmol H^+/kg H_2O).

Tab. 5. zeigt die Berechnung der H^+-Aktivität für einen plausiblen, extrazellulären und einen plausiblen intrazellulären pH.

Die geregelte extrazelluläre aH^+ liegt zwischen 38 nmol/kg H_2O (pH 7,42) und 42 nmol/kg H_2O (pH 7,38), was eine außerordentlich feine Homöostase bedeutet.

Tab. 4: pH und Wasserstoffionenaktivität

pH	aH$^+$ (mol/kg H$_2$O)		
9	10^{-9}	1	
8	10^{-8}	10	nmol/kg H$_2$O
7	10^{-7}	100	
6	10^{-6}	1	
5	10^{-5}	10	μmol/kg H$_2$O
4	10^{-4}	100	

Der Unterschied zwischen extrazellulärer (40 nmol/l, pH 7,40) und intrazellulärer H$^+$-Konzentration (120 nmol/l, pH 6,92) beträgt 1:3. Diesem Konzentrationsunterschied steht eine elektrische Potentialdifferenz von 90 mV an der Zellmembran gegenüber (außen positiv). Der elektrochemische Gradient (Vektor aus elektrischem Gradienten und Konzentrationsgradienten) ist so gerichtet, daß Protonen passiv von extra- nach intrazellulär diffundieren. Es ist eine aktive Zelleistung, ständig Protonen von intra- nach extrazellulär zu pumpen, will die Zelle nicht einen „Säuretod" sterben.

Tab. 5: Berechnung der aH$^+$ für einen extrazellulären (li) und einen intrazelluären (re) pH-Wert

	pH 7,42	pH 6,92	
aH$^+$ =	10$^{-7,42}$	10$^{-6,92}$	(mol H$^+$/kg H$_2$O)
aH$^+$ =	10$^{1,58-9}$	10$^{2,08-9}$	(Rechentrick)
aH$^+$ =	10^{1,58} · 10^{-9}	10^{2,08} · 10^{-9}	(mol H$^+$/kg H$_2$O)
aH$^+$ =	10^{1,58}	10^{2,08}	(nanomol H$^+$/kg H$_2$O)
aH$^+$ =	38	120	(nmol H$^+$/kg H$_2$O)

3.2 Intra- und extrazelluläre pH-Regulation

Der Organismus wird mit wechselnden Mengen von Säuren und Basen belastet, die zum geringeren Teil von außen kommen (Nahrung, Infusionslösungen), zum größeren Teil im Stoffwechsel entstehen.

3.2.1 Kohlensäure

Der Organismus produziert unter normalen Bedingungen täglich 15 000 bis 30 000 mmol CO_2. Die daraus resultierende H^+-Ionenbelastung wird im Wechselspiel der Regulationsmechanismen aufgefangen. Die Gleichgewichtseinteilung (Hydratation von CO_2 bzw. Dehydratation von H_2CO_3)

$$CO_2 + H_2O \rightleftharpoons H_2CO_3$$

ist ein langsamer Prozeß und kann nur in Zellen, die das Enzym Carboanhydratase besitzen, um Größenordnungen beschleunigt werden. Die Dissoziation der Kohlensäure

$$H_2CO_3 \rightleftharpoons H^+ + HCO_3^-$$

passiert dagegen augenblicklich.

Da die meisten Zellen keine bedeutsame Carboanhydrataseaktivität besitzen, bedeutet eine vorübergehende Steigerung der CO_2-Produktion (Muskelarbeit) nicht eine sofortige „respiratorische Azidose" innerhalb der Zelle.

3.2.2 Fixe Säuren

Sie entstehen in geringen Mengen (60 bis 80 mmol/Tag) im normalen Stoffwechsel (Schwefelsäure, Phosphorsäure, Milchsäure u. a.). Die Milchsäureproduktion kann physiologisch vorübergehend stark ansteigen, eine anhaltend erhöhte Produktion oder Aufnahme anderer Säuren ist pathologisch.

3.2.3 Basenbelastung

Eine chronische Belastung mit flüchtigen (NH_3) oder fixen Basen (Lactat$^-$) ist keine normale Situation.
Bikarbonat spielt wegen des offenen Systems Bikarbonat/Kohlensäure/CO_2 eine Sonderrolle. Es wird immer wieder beschrieben, daß die Leber aus Vorläufern (Lactat, Acetat, Malat, Citrat) Bikarbonat produziere. Dies ist so zu verstehen, daß diese Metaboliten zusammen mit H^+-Ionen von der Leber aufgenommen werden, wodurch in der extrazellulären Flüssigkeit Bikarbonat- und Nichtbikarbonatpuffer entlastet werden. Aus dem oxidativen Stoffwechsel von Citrat entsteht in der Leber CO_2 und daraus nach Hydratation und Dissoziation wieder H^+ und HCO_3^-. Lactat wird in der Leber dagegen zur Gluconeogenese verwendet und nicht oxidiert.

3.2.4 Intrazelluläre Säurebelastung

a) Die vorübergehende Mehrproduktion von CO_2 in einer Zelle ist physiologisch. Einem anhaltenden CO_2-Rückstau von außen bei respiratorischer Azidose ist die Zelle weit schutzloser ausgesetzt. Auch ohne Carboanhydrataseaktivität wird das Gleichgewicht $CO_2 + H_2O \rightleftharpoons H_2CO_3$ im Laufe der Zeit eingestellt, beschleunigt durch Metallionen, die überall vorhanden sind.

b) Fixe Säuren verschiedenster Art produziert die Zelle selbst (Milchsäure, Zitronensäure, Essigsäure, Oxalsäure, Schwefelsäure, Phosphorsäure und v.a.m.). Auch bei der ATP-Hydrolyse entstehen H^+-Ionen, bei der ATP-Bildung werden diese gebunden.

   Viele Zellen nehmen organische Säuren aus dem Interstitium auf (z. B. Milchsäure, Ketonsäuren, Zitronensäure), gewinnen daraus oxidativ Energie und entlasten so die extrazelluläre Flüssigkeit von H^+-Ionen.

c) Entlang dem elektrochemischen Gradienten diffundieren H^+-Ionen kontinuierlich in die Zellen hinein und Bikarbonationen hinaus.

3.2.5 Intrazelluläre pH-Regulation

Im extrazellulären Raum können zwar pH-Gradienten entstehen, es gibt aber eine einheitliche pH_e-Regulation. Dies ist intrazellulär nicht der Fall. Schon der mittlere zytoplasmatische pH_i verschiedener Zellen ist unterschiedlich *(Tab. 6)*. Daneben findet man in einer bestimmten Zelle, in Cytosol, Mitochondrien, Lysosomen, Golgi-Apparat, endoplasmatischem Retikulum (EPR) und Zellkern ganz unterschiedliche H^+-Aktivitäten (Tab. 6). Es gibt also nicht *den* pH_i.

Zwischen intra- und extrazellulärem Kompartment herrscht nicht einfach nur ein passives Gleichgewicht für die aH^+. Jede Zelle muß ihren pH_i selbständig regulieren.

Tab. 6: Intrazelluläre und organelläre pH- und aH^+-Werte.

Organ	pH	aH^+ (nmol/kg H_2O)
Gehirn	6,95 – 7,05	90 – 110
Herz	6,95 – 7,30	50 – 110
Skelettmuskel	7,0 ± 0,06	75 – 130
Leber	7,17 ± 0,02	60 – 75
Erythrozyten	7,27 ± 0,05	40 – 70
Organelle		
Mitochondrien	7,4 – 7,5	32 – 40
Lysosomen	4,75 – 5,4	4 000 – 18 000
chromaffine Granula	5,3 – 5,7	2 000 – 5 000

Der oben beschriebenen kontinuierlichen, aber in ihrer Intensität wechselnden, zellulären Säurebelastung setzt die Zelle Mechanismen der pH_i-Regulation entgegen:

3.2.5.1 Physikochemische Pufferung

Das System der intrazellulären Puffersysteme ist komplexer als das der extrazellulären, das Wirkprinzip aber das gleiche. Die Gesamtpufferstärke der intrazellulären Flüssigkeit beträgt ca. 70 mmol/l · ΔpH. Das Bikarbonatsystem spielt intrazellulär nicht die dominierende Rolle wie extrazellulär (es ist nur zu ca. 40% an der intrazellulären Pufferkapazität beteiligt). Die Zelle ist zwar auch ein offenes System für CO_2, den meisten Zellen fehlt aber eine ausreichende Carboanhydrataseaktivität. Die intrazelluläre physikochemische Pufferung wirkt in Sekundenbruchteilen.

3.2.5.2 Metabolische Pufferung

Ein Anstieg der intrazellulären aH^+ bewirkt, daß H^+-erzeugende Enzymsysteme gehemmt und H^+-verbrauchende aktiviert werden. Die intrazelluläre H^+-Belastung bei einer respiratorischen Azidose im Gehirn führt zu einer Verminderung der Konzentration saurer Metabolite (Brenztraubensäure, Milchsäure, Zitronensäure, α-Ketoglutarsäure, Apfelsäure, Glutaminsäure, Asparaginsäure u. a.). Die Wirksamkeit dieses Systems ist innerhalb von Sekunden vorhanden. Die metabolische Pufferung wirkt über Aktivierung und Hemmung pH-abhängiger Enzyme. Ein pH-Abfall von 0,1 kann die Aktivität der Phosphofructokinase um 90 % hemmen, dadurch wird die Glykolyse gedrosselt (verminderte Produktion von Pyruvat, Lactat und H^+) und die Aktivität von Gluconeogenese und Pyruvatoxidation überwiegt.

3.2.5.3 Organelläre Pufferung

Durch Verschiebung von H^+-Ionen zwischen verschiedenen intrazellulären Kompartmenten ist ebenfalls eine pH_i-Regulation möglich. Die Wirksamkeit ist innerhalb von Minuten vorhanden.

3.2.5.4 Langfristig wirkende Mechanismen der intrazellulären pH-Regulation

■ **Na^+/H^+-Austausch** (Na^+/H^+ Antiporter): Es handelt sich um einen Natriumeinstrom in die Zelle, der vom elektrochemischen Gradienten getrieben wird. Gleichzeitig erfolgt der Cotransport von H^+ entgegen dem elektrochemischen Gradienten aus der Zelle hinaus. Dieses Prinzip ist am bekanntesten an der proximalen Tubulusepithelzelle, wo es der Motor der Natriumchlorid- und Bikarbonatresorption ist. Es wirkt aber auch an anderen Säugetierzellen. Im Skelettmuskel macht es ca. 70% der Kapazität aus, den pH_i nach einer Säurebelastung zu regenerieren. Ein Abfall des pH_i stimuliert den Na^+/H^+-Austausch, bei einem pH_e-Abfall wird das System gehemmt. Auf diese Weise wirkt sich auch eine rein extrazelluläre Azidose auf den pH_i aus. *Amilorid* (Arumil®) hemmt den transmembranalen Na^+- Einstrom und indirekt dadurch den H^+-Ausstrom. Da alle kaliumsparenden Diuretika gleichartig wirken, ist es verständlich, daß sie neben Hyperkalämie auch metabolische Azidosen auslösen können. Der zelluläre Na^+/H^+-Austausch ist abhängig von der intrazellulären cAMP-Konzentration. Alle Prozesse, die cAMP bilden, steigern die Fähigkeit einer Zelle, mit einer Säurebelastung fertig zu werden (β-Agonisten, Glucagon), β-Rezeptorenblocker erhöhen die Gefahr einer intrazellulären Azidose.

■ **HCO_3^-/Cl^--Austausch:** Zum Mechanismus dieser Reaktion gibt es verschiedene Modellvorstellungen [45], die hier nicht im einzelnen besprochen werden sollen. Der Mechanismus benötigt extrazelluläres HCO_3^- und intrazelluläres Cl^-. Er wird durch Anionentransporthemmer *(Furosemid)* gehemmt. Am Skelettmuskel ist dieses System zu 30% an der langfristigen pH_i-Homöostase beteiligt.

Diese Regulationsmechanismen des pH_i haben die Aufgabe zu verhindern, daß der pH_i bedeutsam von denjenigen Werten abweicht, die dem Zellstoffwechsel angemessen sind. Es gibt kein pH_i-Optimum für alle intrazellulären Enzyme, aber es gibt ein Optimum als Kompromiß für das Zusammenspiel der Vielzahl intrazellulärer Stoffwechselschritte.

In der Zelle sind stärkere Schwankungen (zwischen 0,1 und 1,6 pH-Einheiten) und ausgesprochene pH-Gradienten zwischen verschiedenen Organellen und dem Cytosol physiologisch. Einer der wichtigsten dieser Gradienten ist derjenige an der inneren Mitochondrienmembran. Nach der chemiosmotischen Hypothese der oxidativen Phosphorylierung bewirkt die Reduktion von $1/2\ O_2$ zu O^{2-} den Transport von $6\ H^+$ durch die innere Mitochondrienmembran nach außen. Der so entstehende pH-Gradient ist die treibende Kraft der ADP-Phosphorylierung [32, 36]. Alkalosen, die den zytosolischen pH beeinflussen, können die oxidative Energiegewinnung empfindlich stören.

Physiologische Schwankungen des pH_i können auch als eine Art „second-messenger"-Signal aufgefaßt werden. Auf diese Weise kann die Aktivität von Schlüsselenzymen (z. B. Phosphofructokinase, Phosphoenolpyruvatcarboxykinase) gesteigert und gebremst werden. Bestimmte Insulinwirkungen sollen so zustande kommen. Weitere Auswirkungen von physiologischen Veränderungen des pH_i sind Veränderungen der intrazellulären aCa^{2+} (pH-Abhängigkeit der Ca^{2+}-Bindung an Calmodolin) sowie die Konzentration von cAMP. In dieses System der intrazellulären pH-Regulation sind andere Regulationssysteme integriert. Dieses komplexe System kann bei pathologischen Veränderungen des pH_e empfindlich gestört werden [10], so daß es jetzt für die Zelle schwieriger ist, den pH_i im geregelten Bereich zu halten. Entgleist dieser, d. h. gerät er aus dem geregelten Bereich heraus, so ist die Zellfunktion schwer, häufig sogar irreversibel gestört. Sinkt z. B. in einer Skelettmuskelzelle der pH_i unter 6,3 ($aH^+ > 500$ nmol/l), so stockt die Glykolyse und damit jede Energiegewinnung [45].

3.2.6   Extrazelluläre pH-Regulation

Um den pH_e im geregelten Bereich (pH 7,38 bis 7,42) zu halten, greifen 3 unterschiedliche Systeme ineinander:
■ Physikochemische Pufferung,
■ pulmonale Kompensation,
■ renale Kompensation.

3.2.6.1 Chemische Puffer

Schwache Säuren sind nur zum Teil in Protonen und Anionen dissoziiert. Auf die Dissoziation kann das Massenwirkungsgesetz angewendet werden:

$$\frac{aH^+ \cdot aA^-}{aAH} = K \text{ (mol/kg } H_2O)$$

Nur für hinreichend ideale Lösungen kann man auch Konzentrationen (z.B. cH^+) in die Gleichung einsetzen. Auch die Dissoziationskonstante K muß näher definiert werden [32]:

Apparente Dissoziationskonstante K': Sie gilt, wenn die Aktivitäten aller reagierender Stoffe in einem geschlossenen System bekannt sind (ideales Verhalten).

Thermodynamische Dissoziationskonstante K_a: Sie ist für Abweichungen vom idealen Verhalten korrigiert.

Eine **scheinbare Dissoziationskonstante** verwendet man für das offene Kohlensäure-Bikarbonat-System im menschlichen Plasma von 37 °C [39].

In der Regel werden die verschiedenen Dissoziationskonstanten gleichsam in einen Topf geworfen, was zur Verwirrung führen kann.

Die Henderson-Hasselbalch-Transformation führt die Anwendung des Massenwirkungsgesetzes auf die Dissoziation in eine gebräuchliche logarithmische Form über *(Tab. 7)*. Der pK-Wert ist der negative Logarithmus der (gewählten) Dissoziationskonstanten K.

Beispiel: Scheinbare Dissoziationskonstante des Kohlensäure-Bikarbonat-Systems im menschlichen Plasma bei 37 °C
K = 7,95 · 10^{-7} mol/l.
log 7,95 · 10^{-7} = 0,90−7 = −6,1; pK = 6,1.

Tab. 7: Henderson-Hasselbalch-Gleichung für eine schwache Säure oder Base.

$$\frac{aH^+ \cdot aA^-}{aHA} = K_a$$

$$aH^+ = K_a \cdot \frac{aHA}{aA^-}$$

allgemein: $\log (a \cdot b) = \log a + \log b$

$\log (a : b) = \log a - \log b$

$\log aH^+ = \log K_a + \log aHA - \log aA^-$

$-\log aH^+ = -\log K_a + \log aA^- - \log aHA$

$$pH = pK_a + \log \frac{aA^-}{aHA}$$

Die Henderson-Hasselbalch-Gleichung für dieses System lautet:

$$pH = 6,1 + \log \frac{aHCO_3^-}{aH_2CO_3 + aCO_2}$$

Die Aktivität des im Blut gelösten CO_2 ist nach dem Henry-Gesetz:

$$aCO_2 = 0,0301 \cdot pCO_2$$

Die Konzentration der undissoziierten Kohlensäure im Blut ist so gering, daß sie in der Summe der Nenner vernachlässigt werden kann. Die Gleichung bekommt so die üblicherweise angegebene Form:

$$pH = 6,1 + \log \frac{aHCO_3^-}{0,03 \cdot pCO_2}$$

Unter einem *Puffer(system)* versteht man in der Chemie die Mischung einer schwachen Säure mit einem ihrer Alkalisalze in wässriger Lösung. Bei der chemisch-mathematischen Betrachtung solcher Systeme treten die Begleitkationen (Na^+, K^+ usw.) nicht in Erscheinung.

Ein einfaches, geschlossenes Puffersystem, aus dem keine Komponente entweichen kann, stellt der Phosphatpuffer im intra- und extrazellulären Raum dar. Phosphorsäure ist mehrbasisch, im physiologischen Milieu spielt aber nur die Dissoziation von $H_2PO_4^-$ eine Rolle *(Tab. 8)*.

In einer gepufferten Lösung ist der pH eine Funktion des Verhältnisses von Base zu Säure. HPO_4^{2-} ist unter physiologischen Bedingungen eine Base und kann Protonen aufnehmen (Elektronendonor). $H_2PO_4^-$ ist unter physiologischen Bedingungen eine Säure und kann Protonen abge-

Tab. 8: Phosphatpuffersystem im Plasma.

$$H_2PO_4^- \rightleftarrows H^+ + HPO_4^{2-}$$

$$\frac{aH^+ \cdot aHPO_4^{2-}}{aH_2PO_4^-} = K_a = 1,58 \cdot 10^{-7}$$

$$pK_a = 6,80$$

$$pH = 6,80 + \log \frac{aHPO_4^{2-}}{aH_2PO_4^-}$$

ben (Elektronenakzeptor). Ist die Konzentration von Base und Säure gleich (pH = pK_a), so kann das System nach beiden Seiten am besten reagieren, die Pufferkapazität ist am größten. Bei einem pH von 6,8 liegt die Hälfte des Phosphats als Base (HPO_4^{2-}), die andere Hälfte als Säure ($H_2PO_4^-$) vor. Bei einem pH von 7,4 überwiegt deutlich die Base (80%) über die Säure (20%). Anfallende Protonen werden von HPO_4^{2-} gebunden, anfallende Basen durch Dissoziation von $H_2PO_4^-$ neutralisiert. Das System ändert seinen pH durch Zugabe von Säure oder Base zunächst nur wenig. Der pK_a von 6,8 des Phosphatpuffersystems liegt zum intra- und extrazellulären pH günstig, wegen der niedrigen extrazellulären Phosphatkonzentration (ca. 1 mmol/l) ist sein Anteil an der extrazellulären Pufferkapazität aber gering.

Das *Kohlensäure-Bikarbonat-System* ist der wichtigste extrazelluläre Puffer. H_2CO_3 ist zwar eine starke Säure, mit einer apparenten Dissoziationskonstanten (K') von $1,7 \cdot 10^{-4}$ mol/l (pK' = 3,77), im menschlichen Blut finden wir aber ein offenes System, wobei eine Komponente des Puffers, nämlich H_2CO_3 in Form von CO_2 abgeatmet oder zurückgehalten werden kann. Der pH_e kann durch die alveoläre Ventilation eingestellt werden. Die scheinbare Dissoziationskonstante dieses Systems hat den pK_a von 6,1. Immer noch ist das Verhältnis von cBase (ca. 24 mmol HCO_3^-/l Plasma) zu cSäure ($H_2CO_3 + CO_2$ = 1,2 mmol/l) im Blut (pH = 7,40) für ein Puffersystem ungünstig. Dies wird aber durch das CO_2-Gleichgewicht zwischen flüssiger Phase (Blut) und Gasphase (Alveole) kompensiert. CO_2 steht so quasi unbegrenzt zur Verfügung oder kann andererseits in unbegrenzter Menge aus dem System entfernt werden. Die wichtigste Voraussetzung für diese Gleichgewichtseinstellung ist die Carboanhydrataseaktivität der Erythrozyten. Ohne diese wäre die Gleichgewichtseinstellung $CO_2 + H_2O \rightleftharpoons H_2CO_3$ ein träger Prozeß und eine schnelle respiratorische pH-Regulation nicht möglich. Die potentielle Pufferkapazität dieses Systems, wenn es an eine funktionsfähige Ventilation gekoppelt ist, beträgt ca. 100 mmol/l · ΔpH [39].

Dem Kohlensäure-Bikarbonat-Puffersystem werden die *Nichtbikarbonatpuffer* gegenübergestellt. Dazu gehören Hämoglobin, Plasmaeiweiße, Phosphate und alle schwachen Säuren mit ihren Salzen. Hämoglobin ändert seine Säurestärke mit Aufnahme und Abgabe von O_2 (Haldane-Effekt). Abgabe von O_2 im Gewebe läßt die Base Hb^- entstehen. Dies ist vorteilhaft für die Aufnahme von Protonen, die durch das anfallende CO_2 entstanden sind. In der Alveole wird Hb durch die Aufnahme von Sauerstoff zur Säure HbO_2, welche Protonen abgibt und dadurch die Rückführung von HCO_3^- in CO_2 fördert.

3.2.6.2 Pufferkapazität

Man gibt die Pufferkapazität eines Systems in mmol/l · ΔpH an, was besagt, um wieviel Einheiten sich der pH bei Zugabe einer bestimmten Menge an Säure oder Lauge ändert. Es muß aber definiert werden, welches System man unter welchen Bedingungen betrachtet [39].

- Pufferkapazität des Blutes in vitro: 24 mmol/l · ΔpH
- Pufferkapazität des Blutes in vivo (Normoventilation): 80 mmol/l · ΔpH
- Pufferkapazität des Blutes in vivo (maximale Hyperventilation): 120 mmol/l · ΔpH

Bei körpereigener Abwehr einer Säure-Basen-Belastung sind blutchemische Pufferung und pulmonale Kompensation praktisch nicht voneinander zu trennen.

Beispiel: Bei schwerer körperlicher Anstrengung wird der Organismus von Milchsäure aus der Muskulatur überschwemmt. Die Puffersysteme der extrazellulären Flüssigkeit bilden die erste Abwehrreihe. Sie stehen über den pH miteinander im Gleichgewicht:

$$K_1 \cdot \frac{aH_2CO_3}{aHCO_3^-} = aH^+ = K_2 \cdot \frac{\text{NBP-Säuren}}{\text{NBP-Basen}}$$

Durch Anstieg der H^+-Ionenaktivität werden Bikarbonat und NBP-Basen Protonen aufnehmen. Ihre Konzentration sinkt ab (Basendefizit). Die Konzentration von Kohlensäure und Nichtbikarbonatpuffersäuren steigt an. Über eine Art Schornstein ($H_2CO_3 \rightleftharpoons CO_2 + H_2O$) ist das System nach außen offen. Durch den bei einer Azidose vorhandenen Atemantrieb wird CO_2 abgeatmet und damit aH_2CO_3 im System gesenkt. Dies erzeugt ein Ungleichgewicht innerhalb der Puffersysteme, so daß Protonen von Nichtbikarbonatpuffer-Säuren mit Bikarbonat zu Kohlensäure zusammentreten, wobei wiederum CO_2 entsteht, welches pulmonal eliminiert wird ... d. c. a. f. Das System erreicht ein neues Gleichgewicht, wenn die Konzentration aller an der Pufferung beteiligter Komponenten zwar abgenommen hat, Basen und Säuren aber dasselbe Verhältnis haben wie vorher.

Fazit: Durch Pufferung und pulmonale Kompensation einer akuten Säurebelastung nimmt die Konzentration von HCO_3^- und Nichtbikarbonatpuffern im Blut ab. Beide Komponenten reagieren in der gleichen Richtung. Ein beatmeter Patient kann seine Ventilation bei Säurebelastung in der Regel nicht steigern (Sedierung, Analgesie, Relaxierung). Das Ausbleiben der pulmonalen Kompensation bedeutet eine zusätzliche respiratorische Azidose.

Der Abfall von $cHCO_3^-$ und Nichtbikarbonatpuffern wird im Serumionogramm durch Auftreten des Anions Lactat⁻ ausgeglichen (s. Anionenlücke). Man definiert diesen Zustand als respiratorisch kompensierte metabolische Azidose mit Anionenlücke.

Hepatische und renale Kompensation stellen jetzt die ursprünglichen Verhältnisse wieder her. Die Leber und einige extrahepatische Gewebe entnehmen dem Blut Milchsäure [21], was die extrazelluläre Säurebelastung vermindert. Die Niere scheidet vermehrt H^+-Ionen aus und regeneriert Bikarbonat. Mit fallender Lactakt- und steigender Bikarbonatkonzentration verringert sich die Anionenlücke und die Pufferbasen nähern sich ihrem Normalwert von 50 mmol/l.

Auch das Skelett beteiligt sich an der Pufferkapazität des Organismus und regeneriert Pufferbasen in der extrazellulären Flüssigkeit. Von Knochenzellen werden dem Blut Protonen entnommen und an die oberflächliche Knochenschicht abgegeben. Dies geschieht analog dem Na^+/H^+-Austausch. Aus den Knochen gelangen Na^+, HCO_3^- und HPO_4^{2-} ins Blut [6]. Je länger Azidosen (und Alkalosen) dauern, desto größer wird der Anteil des Binde- und Stützgewebes an der Pufferkapazität des Organismus (bis zu 50%).

Auf eine Belastung mit der flüchtigen Säure CO_2 reagiert das System anders. Dies ist meist Folge verminderter alveolärer Ventilation („verstopfter Schornstein"). Damit fehlt die Möglichkeit der alveolären Kompensation. CO_2-Partialdruck und $cHCO_3^-$ steigen an, die bei der H_2CO_3-Dissoziation entstehenden Protonen werden von den Nichtbikarbonatpuffer-Basen aufgenommen, deren Konzentration damit abnimmt. Bikarbonat und Nichtbikarbonatpuffer-Basen verhalten sich gegensinnig.

Bei einer gemischt metabolisch respiratorischen Azidose (maligne Hyperthermie: Laktazidose plus vermehrte CO_2-Produktion) überwiegt der $cHCO_3^-$-Abfall durch Pufferung über die HCO_3^--Bildung durch H_2CO_3-Dissoziation. Es resultiert eine besonders ausgeprägte Azidose: pH

6,92, $paCO_2$ 70 mm Hg, $cHCO_3^-$ 14 mmol/l, BE -21 mmol/l (Na^+ 140, K^+ 4, Cl^- 100 mmol/l), Anionenlücke 30 mmol/l, Lactat 18 mmol/l.

Es wurden hier metabolische und respiratorische Säurebelastung ausführlich dargestellt. Auf entsprechende Veränderungen in alkalischer Richtung wird bei Besprechung der Alkalosen eingegangen.

3.3 Störungen der Säuren-Basen-Regulation: Azidosen und Alkalosen

Die intra- und extrazelluläre pH-Regulation bewältigt den normalen Anfall fixer (100 mmol/Tag) und flüchtiger Säuren (25 000 mmol/Tag), ohne daß die Protonenkonzentration den geregelten Bereich verläßt. Selbst eine vorübergehende gewaltige Mehrproduktion fixer Säuren (z. B. Milchsäure bei Muskelarbeit) führt zwar zur vorübergehenden (Lakt-)Azidämie (pH 6,95, $paCO_2$ 20 mm Hg, $cHCO_3^-$ 4,3 mmol/l, $Lactat^-$ 25 mmol/l, BE -28 mmol/l; Blutgasanalyse bei einem Hochleistungssportler nach Ruderwettkampf), die aber innerhalb kurzer Zeit abklingt und nicht den Krankheitswert einer Laktazidose hat.

Azidosen und Alkalosen sind Zustände, bei denen die Regulationsmechanismen des Körpers durch eine anhaltende Mehrproduktion von Säuren oder Basen belastet werden. Es sind selbst keine Krankheiten sondern *Symptome* einer Erkrankung, in deren Rahmen sie entstehen. In der Regel bedürfen die Symptome „Azidämie" und „Alkalämie" keiner alkalisierenden bzw. ansäuernden Therapie − diese ist ausgeprägten Störungen vorbehalten − sondern unsere Maßnahmen haben die Beherrschung der zugrundeliegenden Störung zum Ziel.

3.3.1 Pathogenese und Klassifizierung von Azidosen und Alkalosen

Wir unterscheiden respiratorische von metabolischen Störungen [27].

Respiratorische Azidosen entstehen, wenn die alveoläre Ventilation nicht in der Lage ist, anfallendes CO_2 ausreichend abzuatmen (vermehrte Produktion, alveoläre Hypoventilation, erhöhte CO_2-Konzentration in der Inspirationsluft). Durch Rückstau von CO_2 in jede Zelle betrifft eine respiratorische Azidose den gesamten Organismus. Wenn auch die Hydratation von CO_2 nicht in jeder Zelle gleich schnell erfolgt (Carboanhydrataseaktivität unterschiedlich), so entwickelt sich doch nach kurzer Zeit eine intrazelluläre Azidose, die dann, wenn die intrazellulären Puffer- und Regulationsmechanismen überspielt sind, den Zellstoffwechsel empfindlich stört.

Ursache einer respiratorischen Alkalose ist ein anhaltender Verlust der flüchtigen Säure CO_2 bei Hyperventilation. Es stellt sich ein neues Gleichgewicht zwischen CO_2-Produktion und -Abatmung ein. Die Hypokapnie führt rasch zur extra- und intrazellulären Alkalose, deren Auswirkungen auf den intrazellulären Raum noch schwerwiegender sind als bei respiratorischer Azidose.

Metabolische Azidosen und Alkalosen werden danach eingeteilt wie sie entstehen:

- *Additionsazidosen* und *-alkalosen* sind Folge einer Überproduktion von Säuren bzw. Basen im Organismus oder deren Ingestion oder Infusion.
- *Subtraktionsazidosen* und *-alkalosen* entstehen durch Basen- bzw. Säurenverluste (Bikarbonatverlust macht eine Azidose, Magensäureverlust eine Alkalose).
- *Retentionsazidosen* entwickeln sich dadurch, daß die Niere Säuren nicht ausscheiden kann [39], eine entsprechende Alkalose ist nicht geläufig.

Ein Teil der metabolischen Störungen ist komplexer und läßt sich hier nicht einordnen.

3.3.2 Anionenlücke

In der klinischen Routine werden die Kationen Na^+ und K^+ sowie die Anionen Cl^- und durch die Blutgasanalyse auch HCO_3^- erfaßt. Weitere Anionen (Phosphat, Lactat, Sulfat, Proteine) werden in der Regel nicht bestimmt. Die zwischen $cNa^+ + cK^+$ (140 bis 145 mmol/l) und $cCl^- + cHCO_3^-$ (125 bis 130 mmol/l) bestehende Differenz von 10 bis 20 mmol/l bezeichnet man etwas unglücklich als „Anionenlücke" (in Wirklichkeit ist eine Lücke ja nicht vorhanden). Im angloamerikanischen Schrifttum wird die Anionenlücke aus $cNa^+ - cCl^- - cHCO_3^-$ berechnet, und damit etwas geringer (8 bis 16 mmol/l; 12 ± 2 mmol/l) angegeben [23, 27, 56]. Bei Azidosen, die durch Produktion oder Aufnahme von Säuren entstehen, wird die Konzentration von HCO_3^- im Plasma abfallen (Pufferung plus respiratorische Kompensation); die gleichzeitig gestiegene Konzentration von Lactat, β-OH-Butyrat, Acetacetat, Formiat, Oxalat usw. wird in der Regel nicht gemessen. Dadurch unterscheidet man *normochlorämische* Azidosen mit erhöhter Anionenlücke (Prototypen: Keto- und Laktazidose) von *hyperchlorämischen* Azidosen ohne Anionenlücke. Das Merkmal „Anionenlücke" ist besonders wichtig, um metabolische Azidosen innerhalb gemischter Säuren-Basen-Störungen zu erkennen, bei denen pH und $cHCO_3^-$ nicht hinweisend sind.

Metabolische Alkalosen werden zusätzlich in *chloridsensible* (hypochlorämische) und *chloridresistente* Formen unterteilt.

3.3.3 Zell- und Organfunktionsstörungen bei Azidosen und Alkalosen

Die primäre Erzeugung einer Azidose oder Alkalose durch Infusion mineralischer Säuren oder Laugen, wie sie im Tierexperiment durchgeführt wird, hat in der Humanpathologie selten ein Korrelat. Säuren-Basen-Störungen entstehen in der Regel innerhalb einer Grunderkrankung, die auch noch andere Auswirkungen auf den Organismus hat, als nur eine pH-Veränderung.

Funktionsstörungen im Organismus können durch die pH-Verschiebung entstehen (diese hat man meist im Sinn, wenn über Auswirkungen von Azidosen und Alkalosen gesprochen wird) und durch begleitende Veränderungen (Hypoxie, Dehydratation, Veränderungen der Osmolalität, Hypo- und Hyperkalämien, Hypokalzämie u. v. a. m.). Dadurch ist manchmal kaum zu entscheiden, wie die im Rahmen eines schweren Krankheitsbildes entstandene Azidose oder Alkalose jetzt ihrerseits wieder auf Zellen, Organe oder den gesamten Organismus zurückwirkt. Das Problem wird besonders undurchsichtig, wenn sich zwei schwere Störungen (z. B. gastrische Alkalose bei Bulimia nervosa plus Laktazidose nach Magenperforation mit Schock und Peritonitis) so überlagern, daß pH und $cHCO_3^-$ kaum verändert erscheinen.

Für einzelne Organe ist es von Bedeutung, ob Azidosen oder Alkalosen in ihnen oder durch sie entstanden sind, oder ob sie nur von einer Veränderung der extrazellulären H^+-Aktivität bedroht werden und sich dagegen wehren müssen.

Hierzu **3 Beispiele:**

■ **Infrarenaler Aortenersatz:** Während des Clampings der Aorta relative Ischämie der unteren Körperhälfte. Nach Declamping mäßige Laktazidose, durch die im Gewebe entstandene Milchsäure, die von der (gut perfundierten) Leber in der Regel rasch durch Milchsäureaufnahme und Gluconeogenese beherrscht wird. Auch Herzmuskel und Niere metabolisieren Milchsäure, d. h., die nicht von der Ischämie betroffenen Organe werden von Azidämie und Laktatämie nicht merkbar beeinträchtigt.

■ **Thrombose von Pfortader und Mesenterialvenen:** Ischämie von Dünndarm und Leber. Massive Milchsäureproduktion des Dünndarms. Die ischämische Leber kann nicht nur keine Milchsäure metabolisieren, sie wird selbst zum Milchsäureproduzenten [21]. Die dabei entstehende massive Laktazidose wirkt sich zusammen mit den übrigen gestörten Leberfunktionen im Rahmen eines Schocksyndroms auf den gesamten Organismus aus.

■ **Gastrische Alkalose durch chronische Magensaftverluste:** Zusammen mit dem Überschuß an Bikarbonat auf der Blutseite entsteht ein Flüssigkeits- und Chloridmangel (HCl-Verluste). Initiale Bikarbonatdiurese und hyperreninämischer Aldosteronismus verstärken die renale Kaliumausscheidung. Die metabolische Alkalose ist eingebettet in Dehydratation, Hypochlorämie und Hypokalämie. Trinken die Patienten viel Wasser, so kann die Dehydratation hypoton sein (Hyponaträmie). Keine Körperzelle ist eigentlicher Ausgangspunkt der Alkalose (wenn wir von den Belegzellen einmal absehen, aber diese tun ja nur ihre Pflicht), aber alle werden von der veränderten Wasserstoffionenaktivität, die von extrazellulär auf sie einwirkt, bedroht.

3.3.3.1 Auswirkungen der veränderten intra- und extrazellulären Wasserstoffionenaktivität auf die Zell- und Organfunktion

Die folgenden Vorgänge beruhen auf der pH-Verschiebung und sind relativ unabhängig von der Pathogenese einer Störung oder den begleitenden Veränderungen, können aber durch diese modifiziert werden.

■ **Bohreffekt:** Azidosen verursachen eine Rechtsverschiebung, Alkalosen eine Linksverschiebung der O_2-Dissoziationskurve. Bei grenzwertiger Sauerstoffversorgung der Gewebe (Hypoxie, Sepsis) kann durch eine Alkalose oder die rasche Korrektur einer Azidose ein Sauerstoffmangel im Gewebe entstehen (Hypoxidose).

■ **Veränderungen der H^+-Aktivität** können an der Zelloberfläche Wechselwirkungen zwischen hormonellen Agonisten und Rezeptoren beeinträchtigen (relative Insulinresistenz [60], Rezeptorblockade und verminderte intrinsische Aktivität von Katecholaminen [11] bei Azidose).

■ **Intrazellulärer pH und Zellfunktion:** Die physiologischen Veränderungen des pH_i (Ca^{2+}-Aktivität, cAMP, pH-abhängige Schlüsselenzyme), in welche andere zelluläre Regulationsmechanismen eingebettet sind (second-messenger-Systeme) können durch aufgepfropfte pH-Verschiebungen beeinflußt werden. Die physiologische Regulation des Zellstoffwechsels wird somit empfindlich gestört.

Extrazelluläre pH-Verschiebungen beeinträchtigen die intrazelluläre pH-Regulation indem sie Na^+/H^+- und HCO_3^-/Cl^--Austausch hemmen. Schutzmechanismen des pH_i gegenüber äußeren Störungen sind unterschiedlich ausgeprägt. Die Skelettmuskulatur soll gegen extrazelluläre Anflutung von Protonen besser geschützt sein als Herzmuskel, Milz und Gehirn [47].

Mitochondrienfunktion. Die chemiosmotische Hypothese der oxidativen Phosphorylierung [32, 36] bietet eine Erklärung, warum eine Alkalisierung der Zelle so gefährlich ist. Durch die geringere aH^+ im Cytosol vermindert sich der Protonen- (bzw. elektrische Potential-) Gradient an der inneren Mitochondrienmembran, wodurch die zelluläre Bereitstellung von Adenosintriphosphat empfindlich gestört wird.

■ **Herz-Kreislauf-System** [37]: Eine erhöhte H^+-Aktivität wirkt negativ inotrop (Hemmung der Katecholaminwirksamkeit, Verminderung der intrazellulären Ca^{2+}-Aktivität und Senkung der Ca^{2+}-Empfindlichkeit der Myofilamente). Durch gesteigerte Katecholaminfreisetzung wird diese Auswirkung antagonisiert, so daß am gesunden Herzen erst bei ausgeprägten Azidämien (pH $< 7,15$; a$H^+ > 70$ nmol/kg H_2O) eine negativ inotrope Wirkung relevant wird. Am ischämischen Herzen muß man eher damit rechnen. Eine respiratorische Azidose wirkt sich schneller und stärker aus als eine metabolische.

Zusammen mit Veränderungen der intrazellulären Kaliumaktivität begünstigen Azidosen Herzrhythmusstörungen.

Der im Experiment meßbar positiv inotrope Effekt einer verminderten H^+-Aktivität hat klinisch keine Relevanz. Alkalosen begünstigen ebenfalls Herzrhythmusstörungen durch Kaliumshifts.

Am arteriellen System wirkt eine Azidämie vasodilatatorisch, was aber sofort von einer gesteigerten Katecholaminfreisetzung kompensiert wird. In sauren und ischämischen Geweben sind die Kapillaren weitgestellt. Gehirngefäße werden von Katecholaminen kaum beeinflußt. Der zerebrale Gefäßwiderstand ist wesentlich vom pH im Interstitium abhängig (*sauer:* Vasodilatation; *alkalisch:* Vasokonstriktion).

■ **Skelettsystem:** Die Knochen stellen ein riesiges Reservoir rasch verfügbarer Basen dar (Bikarbonat, Phosphat) und beteiligen sich an der Pufferung chronischer und akuter [6] Azidosen. Chronische Azidosen gehen mit einer Substanzabnahme der Knochen einher, wobei Calcium und Magnesium passiv mitmobilisiert und renal ausgeschieden werden. Man vermutet, daß dieser Mechanismus an den bei langzeitig beatmeten Intensivpatienten mit chronischer respiratorischer Azidose häufig beobachteten Weichteilverkalkungen beteiligt ist.

■ **Niere:** Metabolische und respiratorische Störungen können renal kompensiert werden (gesteigerte oder verminderte Bikarbonatresorption oder -bereitstellung, gesteigerte oder verminderte Protonenausscheidung). Bei Niereninsuffizienz, sowie bei tubulären Azidosen, ist die Niere zu dieser Kompensation bzw. Regulation nicht in der Lage. Bei prärenalem Nierenversagen (Volumenmangelschock) ist von der Niere ebenfalls keine Hilfe zu erwarten. Jetzt können metabolische Azidose und Hyperkalämie gemeinsam vorkommen.

■ **Gastrointestinaltrakt:** Nausea, Erbrechen, Durchfall und abdominelle Schmerzen sind unspezifische Symptome bei akuten und chronischen Azidosen.

■ **Zentralnervensystem:** Schwere Azidosen und Alkalosen sind häufig mit Bewußtseinsstörungen verbunden. Welchen Anteil die pH-Verschiebung daran hat, kann nur vermutet werden [46, 56]. Veränderungen der zellulären Hydratation, Toxine, Sauerstoffmangel usw. spielen vermutlich die ausschlaggebende Rolle.

■ **Kalium:** Veränderungen der extra-/intrazellulären Kaliumaktivität bei Azidosen und Alkalosen sind undurchsichtig und werden oft widersprüchlich dargestellt. Regulationsmechanismen der zellulären K^+-Aufnahme und -abgabe wurden im Kapitel 2.1.2 besprochen.

Bei Azidosen verliert der intrazelluläre Flüssigkeitsraum Kalium, bei Alkalosen nimmt er Kaliumionen auf. Ein Zusammenhang zwischen pH_e und cK^+ im Plasma wird meist durch die einfache Beziehung

$$\Delta pH \pm 0,1 \;\triangleq\; \Delta cK^+ \mp 0,6 \text{ mmol/l}$$

dargestellt, die an 5 Patienten mit unterschiedlichen Säuren-Basen-Störungen erarbeitet wurde [9]. Die gängige Erklärung für dieses Phänomen „bei Anstieg der intrazellulären H^+-Konzentration werden Kaliumionen aus der Zelle verdrängt, bei Alkalosen sei es umgekehrt" befriedigt nicht [2]. Eine entsprechende Modellberechnung wurde im Abschnitt „Kaliummetabolismus" aufgestellt (S. 83).

Azidosen, die Folge eines intrazellulären Energiemangels sind (Laktazidose bei Ischämie) gehen mit Verminderung des intrazellulären Energiebestandes und Abnahme der Na^+/K^+-ATPase -Aktivität einher, wodurch die Zellen das ihnen dauernd verlorengehende K^+ nicht wiederaufnehmen können. Bei eingeschränkter Nierenfunktion (Schock) kann so eine Hyperkalämie entstehen.

Eine *diabetische Ketoazidose* ist wohl der häufigste Zustand, bei welchem intrazellulärer Kaliummangel und Hyperkalämie vergesellschaftet sind. Am Kaliumverlust der Zellen sind Abnahme der zellulären ATP-Vorräte, Insulinmangel und Hyperglykämie beteiligt. Die Dehydratation kann eine Oligo-Anurie verursachen, was letztendlich die Hyperkalämie bewirkt.

Wechselwirkungen zwischen dem Na^+/H^+- und dem Na^+/K^+-Austausch am distalen Nephron sind ebenfalls am Zustandekommen von Hyperkalämie bei Azidosen und Hypokalämie bei Alkalosen beteiligt [27]. Kaliumsparende Diuretika (Triamteren, Amilorid) blockieren denjenigen Natriumkanal, über den der oben erwähnte Austausch läuft und können sowohl Hyperkalämie als auch metabolische Azidose erzeugen [59].

Die Infusion einer metabolisierbaren organischen Säure (ß-OH-Buttersäure) führt nicht zur Hyper- sondern durch Insulinfreisetzung zur Hypokalämie. Die Infusion einer Mineralsäure wie HCl bewirkt Azidose, Glucagonstimulierung und Hyperkalämie [1].

Es läßt sich somit nicht vorhersagen, wie sich intra-/extrazelluläre Kaliumshifts und intra-/extrazelluläre K^+-Konzentrationen als Reaktion auf Azidosen und Alkalosen verhalten. Dies haben wir an 2 *Beispielen* erfahren:

Bei einer Patientin mit schwerer akuter respiratorischer Insuffizienz entwickelte sich eine posthyperkapnische Alkalose. Um einer Linksverschiebung der O_2-Dissoziationskurve entgegenzuwirken, führten wir vorsichtig eine ansäuernde Therapie durch (zweimal 50 mmol HCl), wobei es zur bedrohlichen Hyperkalämie kam.

Ein Patient mit dekompensierter Leberzirrhose hatte eine gemischt respiratorisch-metabolische Alkalose (pH 7,59). Sein Ammoniak im Plasma war hoch (150 μmol/l). Um den Anteil von NH_3 zu senken, wurden im Verlauf von 12 Stunden insgesamt 450 mmol HCl infundiert. Die Kaliumkonzentration im Plasma blieb bei Werten zwischen 2,8 und 3,4 mmol/l.

■ **Blut-Hirn-Schranke und intrazerebraler pH:** CO_2 diffundiert leicht, HCO_3^- schwer durch die Blut-Hirn-Schranke. Bei kurzzeitig entstehenden Säuren-Basen-Störungen wird der intrazerebrale pH hauptsächlich von $paCO_2$ bestimmt und weniger vom pH des Blutes.

Der Gefäßwiderstand des Gehirns reagiert besonders empfindlich auf den interstitiellen pH (*Azidose*: Vasodilatation, *Alkalose*: Vasokonstriktion) und kaum auf die sympathoadrenerge Aktivität. Bei akuten $paCO_2$-Veränderungen steigt der zerebrale Blutfluß mit steigendem und fällt mit vermindertem pCO_2 unabhängig vom Blut-pH. Bei chronischen Störungen entspricht der interstitielle pH des Gehirns dem des Blutes. Bei chronischer Azidose findet man daher auch bei Hypokapnie einen verminderten zerebralen Gefäßwiderstand [37]. Bei Patienten mit Schädel-Hirn-Trauma versucht man den Hirndruck durch kontrollierte Hyperventilation zu senken. Der Einfluß der Hypokapnie auf den intrazerebralen pH wird mit zunehmender metabolischer Kompensation nachlassen [37]. Durch Infusion von *Trometamol* (THAM), dessen undissoziierter Anteil die Blut-Hirn-Schranke leicht durchdringt, kann rasch eine zerebrale Alkalisierung und Verminderung des zerebralen Blutflusses erreicht werden [41]. Bei rascher Veränderung des $cHCO_3^-$ im Blut können gegensinnige Veränderungen des pH im Liquor auftreten. Durch die Infusion von Bikarbonat steigt der $paCO_2$ an, besonders wenn versäumt wird, beim beatmeten Patienten das Atemminutenvolumen zu erhöhen. CO_2 diffundiert rasch durch die Blut-Hirn-Schranke und führt im Gehirn zu einer Säuerung mit Vasodilatation [39].

Hyperventilation und Hypokapnie, wie auch eine Alkalisierung mit THAM führen bei Patienten mit zerebrovaskulärer Insuffizienz zu verminderter Hirndurchblutung und sollten vermieden werden.

3.3.4 Metabolische Azidosen

Die *Klassifizierung* metabolischer Azidosen nach Art der Entstehung [39] oder nach normaler bzw. vergrößerter Anionenlücke [56] hat immer etwas Willkürliches. Überschneidungen kommen vor und verwirren denjenigen, der in einer solchen Darstellung mehr als nur ein grobes didaktisches Raster sucht (*Tab. 9*). Azidosen entstehen fast immer im Rahmen komplexer Krankheitsbilder und werden von diesen modifiziert. Die diabetische Ketoazidose gehört zwar zu den typischen Additionsazidosen mit Anionenlücke, es gibt aber fließende Übergänge zu hyperchlorämischen Azidosen ohne Anionenlücke [3, 18].

Die Beschreibung von Azidosen nach Art der zugrundeliegenden Störung (Laktazidose bei Ischämie der unteren Körperhälfte durch reitenden Embolus auf der Aortengabel) hat etwas Bestechendes, sprengt aber jeden Rahmen.

Es sollen hier nur die klinisch bedeutsamen Azidosen beschrieben werden.

3.3.4.1 Laktazidosen

Milchsäure ist das Endprodukt der nichtoxidativen Energiegewinnung. Diese geschieht normalerweise in mitochondrienlosen Zellen (Erythrozyten), in der Muskulatur

Tab. 9: Metabolische Azidosen.

Additions- und Retentionsazidosen mit Anionenlücke
Laktazidose Ethylenglykolintoxikation Methanolintoxikation Salicylatintoxikation Ketoazidose Azidose nach Massivtransfusion Urämische Azidose
Additions- und Retentionsazidosen ohne Anionenlücke
HCl-Vergiftung, HCl- (Arginin, Lysin-HCl)-Infusion Ammoniumchloridazidose Renal-tubuläre Azidosen (RTA) ■ Proximal-RTA ■ Hypokalämische distal-RTA ■ Hyperkalämische distal-RTA
Subtraktionsazidosen (ohne Anionenlücke)
Bikarbonatverluste bei Diarrhö sowie biliären, pankrea- tischen und intestinalen Fisteln
Verteilungsazidosen (ohne Anionenlücke)
Dilutionsazidosen bei Infusion von Elektrolytlösungen mit nichtmetabolisierbaren Anionen

bei Muskelarbeit, im Gehirn, im Nierenmark und sie ist in
allen Zellen möglich, wenn Sauerstoffversorgung oder
Mitochondrienfunktion gestört sind. Leber- und extrahepatische Gewebe (Niere, Herzmuskel u. a.) nehmen
Milchsäure auf und oxidieren diese (die Leber benutzt
Milchsäure zur Gluconeogenese). Außer Erythrozyten
und Skelettmuskelzellen, bei denen die Milchsäurepro-

duktion physiologisch ist, benutzen andere Zellen diese als Notventil, um das aus der Oxidation von Glycerinaldehyd-3-Phosphat zu 1,3-Diphosphoglycerat entstehende NADH plus H^+ zu regenerieren. H_2 (ein Proton und ein Hydridion) wird von der Lactatdehydrogenase auf Pyruvat übertragen, wodurch Lactat entsteht, welches bei entsprechendem pH_i die Zelle in Form von Milchsäure verläßt, wobei diese extrazellulär durch die geringere aH^+ sofort in H^+ und Lactat$^-$ dissoziiert. Das Erscheinen von Lactat im Plasma ist also der Widerschein der Azidose.

Obwohl es keine scharfe Grenze gibt, spricht man von einer *Laktazidose* in der Regel erst bei einem pH < 7,25 und einem Plasmalactat > 5 mmol/l [29, 34]. Dieser Zustand tritt dann ein, wenn das Gleichgewicht zwischen Milchsäureproduktion und Milchsäureverbrauch verschoben ist. Besonders schwere Laktazidosen entstehen, wenn die Milchsäure metabolisierenden Organe (Leber, Niere, Herzmuskel u. a.) selbst zu Milchsäureproduzenten werden.

Einteilung der Laktazidosen [29, 42]

■ **Laktazidosen Typ A:** Die oxidative Energiegewinnung ist global gestört. In allen Geweben ist die Milchsäureproduktion erhöht. Der Milchsäuremetabolismus in Leber, Niere usw. ist durch die auslösende Ursache ebenfalls gestört oder unmöglich. Diese Organe werden zu Milchsäureproduzenten.

Vorkommen: Alle Schock- und low-flow-Situationen (Volumenmangel, kardiogener, septischer Schock, CO-, Zyanid-, H_2S-Vergiftung). Organfunktionsstörungen bei Laktazidosen vom Typ A sind Schock, verminderte Organperfusion und Auswirkungen von Endotoxinen und Entzündungsmediatoren. Sauerstoffmangel, Sauerstoffverwertungsstörung und Ischämie führen zum Organversagen.

An der negativ-inotropen Wirkung sind nicht nur intrazelluläre und extrazelluläre Azidose sondern auch die Hyperlaktatämie beteiligt. Anhaltend hohe Lactatwerte sind ein prognostisch schlechter Index, wenn keine Leberzirrhose vorliegt. Patienten mit Leberzirrhose (Milchsäuremetabolismus schon von vornherein beeinträchtigt) überleben Laktazidosen mit höheren Lactatwerten als Patienten ohne Leberzirrhose.

Primäres Therapieziel ist die Behebung der zugrundeliegenden Störung, nicht die alkalisierende Therapie der Laktazidose. Ist eine Volumen- oder Flüssigkeitstherapie notwendig, so kann diese auch mit Ringer-Lactatlösung erfolgen. Das Lactatanion selbst trägt ja zur Azidose nichts bei. Da Lactat zusammen mit Protonen von den metabolisierenden Geweben aufgenommen wird, wirkt das Anion alkalisierend und kann die Nichtbikarbonatpuffer regenerieren.

▪ **Laktazidosen Typ B:** Ursache und Pathogenese sind nicht immer offensichtlich. Bei Ethanol-, Methanol- und Ethylenglykolvergiftung sind neben Milchsäure auch Essigsäure, Ameisensäure und Glykolsäure an der Azidose beteiligt. Beim Alkoholiker findet man oft die Kombination aus Laktazidose und Ketoazidose. 10% der Ketoazidosen bei Diabetes mellitus sind mit einer Laktazidose kombiniert. Bei biguanidbehandelten Diabetikern trat die Laktazidose in der Vergangenheit häufiger auf. Bei der Salicylatintoxikation kann es ebenfalls zur Kombination aus Laktazidose und Ketoazidose kommen. Leukosen und solide Tumoren produzieren oft große Mengen an Milchsäure, die besonders dann den Lebermetabolismus überfordern, wenn das Organ von Metastasen durchsetzt ist.

Fructose und Sorbit werden bei unkontrollierter Infusion von der Leber substratabhängig aufgenommen und phosphoryliert. Der glykolytische Abbau von Fructose-1-

Phosphat verläuft ungebremst. Die Leber produziert selbst so viel Pyruvat und Lactat, daß ihre Fähigkeit, Milchsäure von außen aufzunehmen, begrenzt ist. Terminale Lebererkrankungen gehen mit vermindertem Milchsäuremetabolismus und Hypoglykämie einher. Gelangen Kohlenhydrate in den Dickdarm (Short-bowel, Ileozökalfisteln, schnelle Darmpassage, Laktulose), so kann dort bakteriell D-Milchsäure entstehen, für deren Metabolismus lactatverbrauchende Gewebe nicht eingerichtet sind. Die Überschwemmung des Organismus mit klinisch-chemisch nicht nachweisbarer D-Milchsäure verursacht neurologische Symptome (Bewußtseinsstörungen, Kleinhirnsymptome, hypothalamische Störung). Werden Patienten nach Dünndarmresektion unter kohlenhydratreicher Sondenernährung neurologisch auffällig (metabolische Azidose mit Anionenlücke), sollte man an diese Störung denken. Die Organfunktion bei Laktazidosen vom Typ B, und damit das klinische Bild, hängen mehr von der zugrundeliegenden Störung als von der Laktazidose ab.

Die **Therapie** einer Laktazidose vom Typ B mit $NaHCO_3$ kann schwerwiegende Nebenwirkungen haben und verschlechtert oft das klinische Bild [13, 17]. Unter Bikarbonat kann in bestimmten Fällen die Milchsäureproduktion noch weiter drastisch ansteigen, da durch die Linksverschiebung der Sauerstoffdissoziationskurve eine zusätzliche respiratorische Azidose entstehen kann. Das Bild verändert sich dadurch zu einer selbständigen Milchsäureerkrankung mit hoher Letalität. Durch Infusion mit Dichloracetat, einem Stimulator der Pyruvatdehydrogenase, läßt sich in vielen Fällen das Plasmalactat senken [52], eine kausale Therapie der Laktazidose stellt diese Maßnahme allerdings ebenfalls nicht dar. Bei Dekompensation eines Status asthmaticus kann eine Laktazidose noch vor Hyperkapnie und respiratorischer Azidose auftreten und Warnhinweis auf die drohende Globalinsuffizienz sein [4]. Azidose und erhöhtes Laktat beim Status asthmaticus könnten die Indikationsstellung zur Intubation beeinflussen.

Laktazidosen im Rahmen von Leukosen oder soliden Tumoren sind durch eine rasch eingeleitete Chemotherapie beherrschbar [43].

3.3.4.2 Ethylenglykol-Intoxikation

Vergiftung mit Ethylenglykol erzeugt ebenfalls eine metabolische Azidose mit Anionenlücke (Ethylenglykol → Glykolaldehyd → Oxalsäure). Der erste Schritt wird von der Alkoholdehydrogenase katalysiert und ist durch Ethanolinfusion hemmbar. Das klinische Bild ist vielgestaltig (Stupor, zerebrale Krämpfe, Herzkreislaufversagen, Lungenödem, akutes Nierenversagen). Die initiale Therapie mit Ethanol (0,6 g/kg Ladungsdosis; anschließende Infusion einer 5%igen Lösung; angestrebt Blutalkoholspiegel von 1000 mg/l) beansprucht kompetitiv die Alkoholdehydrogenase und hemmt damit den initialen Schritt des Ethylenglykolmetabolismus [39, 56].

3.3.4.3 Methanol-Intoxikation

Holzgeist wird ebenfalls von der Alkoholdehydrogenase metabolisiert. Neben Formazidose [14] entwickeln sich durch komplexe Stoffwechselstörung Lakt- und Ketoazidose. Die initiale Therapie mit Ethanol erfolgt wie oben beschrieben. Da die Azidose oft ausgeprägt ist, sollte mit einer alkalisierenden Therapie nicht gezögert werden [39, 56].

3.3.4.4 Salicylat-Intoxikation

Die akute Salicylat-Vergiftung (suizidale Einnahme entsprechender Medikamente) führt zu einer Störung des oxydativen Stoffwechsels mit Laktazidose und Ketoazidose. Salicylat und dessen Mataboliten tragen zur Anionenlücke bei, es handelt sich aber nicht um eine „Salicylazidose". Durch salicylatbedingte Hyperventilation überlagert sich eine respiratorische Alkalose. Die initiale Therapie besteht in Glucoseinfusion (Hypoglykämie) und vorsichtiger Alkalisierung [39, 56].

3.3.4.5 Ketoazidosen

Additionsazidosen dieses Typs findet man bei entgleistem Diabetes mellitus, Hunger, thyreotoxischer Krise, bei ketonämischem Erbrechen und allgemein bei hochfieberhaften Zuständen [39, 56].

Diabetische Ketoazidose

Insulinmangel und Überwiegen antiinsulinärer Hormone (Glucagon, Katecholamine) sind Ursache für Hyperglykämie und ungebremste Lipolyse. Die hepatische Glucoseproduktion steigt stark an, die Glucoseaufnahme peripherer Gewebe nimmt ab. Die Leber produziert ungebremst β-OH-Buttersäure und Acetessigsäure (mit ihrem Metaboliten Aceton als Ketonkörper zusammengefaßt). Hyperglykämie und erhöhte Ketonkörperkonzentration verursachen renal eine osmotische Diurese, was Flüssigkeits- und Elektrolytverlust bedeutet. Als Folge davon findet man isotone oder hypertone Dehydratation (wenn der Patient Zugang zu freiem Wasser hatte und viel trank, auch hypotone Dehydratation), Hämokonzentration und Thromboembolieneigung. Die Ketose wird mit Insuffizienz der renalen Kompensation zur Ketoazidose. In 10% der Fälle findet man zusätzlich eine Laktazidose. Die Abnahme des Energieinhalts vieler Körperzellen läßt diese Kalium verlieren. In der Phase der osmotischen Diurese ist die Kaliumkonzentration im Plasma normal oder erniedrigt, mit zunehmender Niereninsuffizienz (prärenales Nierenversagen) droht die Hyperkalämie [16, 28]. Eine diabetische Ketoazidose ist die Konsequenz aus Insulinmangel und schwerer Dehydratation [15]. Sie gilt als der Prototyp einer Additionsazidose mit Anionenlücke. Bei hyponaträmischen Patienten kann eine Anionenlücke vermißt werden. Es gibt fließende Übergänge zur hyperchlorämischen Azidose ohne Anionenlücke. Die Keto- und Laktazidose mit Anionenlücke scheint bei schwer dehydratisierten Patienten mit prärenalem Nierenversagen vorzuherrschen, hyperchlorämische Azidosen ohne Anionenlücke findet man eher bei Patienten ohne Nierenversagen [3, 18]. Organfunktionsstörungen bei diabetischer Azidose sind komplex. Sie resultieren aus Kreislaufinsuffizienz, Niereninsuffizienz, Dehydratation, Osmolalitätsstörungen, Kaliummangel, Hyperkalämie, Hypokalämie, den intra- und extrazellulären Auswirkungen der Azidose sowie thromboembolischen Komplikationen.

- **Kreislauf:** Hypotension, Schock, alle Zeichen der Dehydratation
- **Niere:** Polyurie, Oligurie bei prärenalem Nierenversagen, prärenale Azotämie
- **ZNS:** Bewußtseinsstörungen, Koma. Ursachen hierfür sind Dehydratation der Ganglienzellen und metabolische Azidose [46].

Therapie der diabetischen Ketoazidose

Man kann es sich einfach machen und behaupten, die Azidose im Rahmen eines diabetischen Komas bedarf in der Regel keiner alkalisierenden Therapie. Indirekt therapiert man diese durch die folgenden Maßnahmen dennoch:

- **Rehydratation:** Über den besten Flüssigkeitsersatz beim ketoazidotischen Coma diabeticum gibt es in der Literatur völlig konträre Auffassungen. Es wurde sogar die Zufuhr „irgendeiner" Flüssigkeit empfohlen, mit dem Hinweis, daß die Art der Flüssigkeit sowohl beim ketoazidotischen als auch beim hyperosmolaren Coma diabeticum keine oder nur eine untergeordnete Rolle spiele [51], eine Empfehlung, der bei dem Angebot unterschiedlichster Infusionslösungen scharf widersprochen werden muß.

Beim hyperosmolaren Koma findet man Meinungen von „kein freies Wasser bei der Therapie des Coma diabeticum hyperosmolare" [26], bis hin zum krassen Gegenteil „hyperosmolar coma treated with intravenous sterile water" [61].

Der initiale Flüssigkeitsersatz erfolgt unabhängig von der Art der Dehydratation (isoton, hypoton, hyperton) mit isotoner Elektrolytlösung [30] ohne Kohlenhydratzusatz (isotone NaCl-Lösung, Ringer-Lactatlösung), wobei wegen den beträchtlichen Infusionsmengen, die in den ersten 2 Tagen notwendig sein können, Ringer-Lactatlösung Vorteile hat [16], da sie nicht zur Dilutionsazidose führt. Zur klinischen (nicht außerklinischen) Rehydratation ist eine 2/3-Elektrolytlösung angezeigt (100 mmol/l Na^+, 20 mmol/l K^+, 100 mmol/l Cl^-, 30 mmol/l metabolisierbare Anionen; die Lösung ist leicht hypoton), vorausgesetzt Hyperkalämie und ausgeprägte Hyponatriämie liegen nicht vor. Das erste Ziel der Flüssigkeitszufuhr ist die Rehydratation und nicht die Korrektur von Osmolalität oder Azidose.

Bei hyperosmolarem Koma sollte die klinische Infusionstherapie flexibel sein [24], wobei es besonders wichtig ist, Osmolalität und Hyperglykämie nicht zu rasch zu senken, damit es nicht zum Wassereinstrom ins Gehirn mit Hirnödem und zerebralen Krämpfen kommt [26, 28, 30].

■ **Insulin- und Kaliumsubstitution:** Nach Klinikaufnahme und Diagnosesicherung wird Insulin heute meist in Dosen von 0,1 E/kg·h kontinuierlich intravenös infundiert. Wenn die Plasmaglucose nach 2 bis 4 Stunden nicht um 3 bis 5 mmol/l·h abfällt, erfolgt die Steigerung der Zufuhr (0,2 E/ kg·h oder mehr), weil vermutlich eine Insulinresistenz vorliegt [30]. Die Kaliumsubstitution beginnt bei Normokalämie zusammen mit der Insulintherapie (ca. 20 mmol/h, 0,2 bis 0,3 mmol/kg·h). Bei Hyperkalämie wartet man ab, bis das Kalium unter Rehydratation und Insulintherapie auf normale Werte gefallen ist. Bei Hypokalämie können initial größere Mengen notwendig sein (30 bis 40 mmol/h bzw. 0,4 bis 0,6 mmol/kg·h), besonders wenn Insulin zu wirken beginnt. Bei Oligoanurie wartet man mit der Kaliumsubstitution solange, bis die Urinproduktion steigt.

■ **Azidosekorrektur?** „Es ist klug, Bikarbonat nur bei sehr schweren Azidosen (pH < 7,1 bis 7,0) in geringen Mengen zu infundieren und mit der alkalisierenden Therapie bei einem pH um 7,2 aufzuhören" [16]. Andere Autoren halten eine Bikarbonattherapie für unnötig und nutzlos [22, 33]. In der außerklinischen Notfalltherapie des Coma diabeticum hat Bikarbonat nichts zu suchen.

3.3.4.6 Additionsazidosen nach Massivtransfusion

Wenn es gelingt, auch bei größeren Blutverlusten während Operationen den Kreislauf durch Massivtransfusion annähernd stabil zu halten, drohen dem Organismus weder Hyperkalämie noch Azidose. Ging dieser Situation allerdings ein prolongierter *Schock* voraus (Polytrauma), so können Leber- und Niereninsuffizienz das Bild bestimmen. Der hepatische Metabolismus von Milchsäure und saurem ACD-Stabilisator* aus Blutprodukten ist vermindert, die insuffiziente Niere kann die metabolische Azidose nicht kompensieren. Additionsazidose und Hyper-

---

*) Mischung aus dem Natriumsalz der Zitronensäure und Dextrose

kalämie können unter diesen Umständen ausgeprägt sein (diese Konstellation ist bei der Lebertransplantation in der anhepatischen Phase besonders ausgeprägt). Können Leberischämie und Niereninsuffizienz vermieden werden, finden wir in der postoperativen Phase nach Massivtransfusion häufig Hypokalämie und metabolische Alkalose.

3.3.4.7 Urämische Azidose

Die Niere ist das wesentliche Organ zur metabolischen Kompensation von Azidosen und Alkalosen. Da im Metabolismus der Anfall von Säuren bilanzmäßig überwiegt, entwickelt sich beim Ausfall der Nierenfunktion eine chronische Azidose. Alle Einzelfunktionen der renalen Säureausscheidung können mehr oder weniger betroffen sein:

- proximaler Na^+/H^+-Austausch (Motor für die proximale Bikarbonatresorption)
- distaler Na^+/H^+-Austausch
- aktive distale H^+-Sekretion (protonentranslozierende, elektrogene ATPase) [20]
- Ammoniakbereitstellung im distalen Nephronabschnitt.

Damit schafft es die chronisch geschädigte Niere nicht mehr, fixe Säuren entsprechend ihrem Anfall auszuscheiden. Besonders schwerwiegend ist die Störung der *Ammoniakbildung*. Dadurch ist eine Steigerung der renalen H^+-Ausscheidung auf zusätzliche akute H^+-Ionenbelastungen nicht möglich. Durch Retention fixer Säuren (besonders Phosphor- und Schwefelsäure) sowie Bikarbonatverbrauch und -verlust entwickelt sich eine metabolische Azidose mit Anionenlücke [39, 56]. Ihr Schweregrad entspricht der Einschränkung der Nierenfunktion. Bei geringer bis mäßiger Niereninsuffizienz findet man eine gemischte Form mit Hyperchlorämie und geringer Anionenlücke [55].

Gegen eine urämische Azidose entwickelt der Organismus **extrarenale Kompensationsmechanismen:**

■ **Extrarenale Pufferung:** Vermehrte Heranziehung der Knochensubstanz zur Pufferung. Calcium, Phosphat und Karbonat des Knochens werden mobilisiert und bilden Nachschub für die kontinuierlich verbrauchten Pufferanionen. Dies ist ein wesentlicher Faktor für die Demineralisierung des Skeletts bei urämischer Azidose.

■ **Pulmonale Kompensation:** Urämische Patienten hyperventilieren chronisch und erreichen durch Senkung des pCO_2, daß der pH in der Regel nicht unter 7,30 bis 7,25 sinkt. Dadurch ist die pulmonale Leistungsbreite dieser Patienten eingeschränkt, was man bei pulmonalen und kardialen Erkrankungen berücksichtigen muß. Jede zusätzliche Azidose (welcher Art auch immer) bedeutet für den niereninsuffizienten Patienten eine vitale Bedrohung.

■ **Zelluläre Kompensation:** Der vermehrte Anfall fixer Säuren beansprucht auch intrazelluläre Puffermechanismen. Der Zellstoffwechsel ist im steady-state nur wenig beeinträchtigt (z. B. geringere Aktivität der Na^+/K^+-ATPase), jede zusätzliche Azidose kann das Gleichgewicht zum Kippen bringen [55].

Die metabolische Azidose des regelmäßig dialysierten chronisch niereninsuffizienten Patienten wird kein gravierendes Problem darstellen. Drohen zusätzliche metabolische (Ischämie, gastrointestinale Blutung, Durchfallerkrankung, entgleister Diabetes mellitus) oder respiratorische Azidosen (Pneumonie, akute respiratorische Insuffizienz), so ist Vorsicht geboten. Die Dekompensation kann abrupt eintreten. Mit alkalisierender Therapie bei zusätzlichen metabolischen und Beatmung bei respiratorischen Azidosen sollte nicht lange gezögert werden. Bei der Respiratoreinstellung ist das dem Patienten angemessene höhere Atemminutenvolumen zu berücksichtigen, um eine zusätzliche posthypokapnische Azidose zu vermeiden.

3.3.4.8 Ammoniumchloridazidose

Die Ammoniumchloridazidose nach Ureterosigmoideostomose ist pathogenetisch uneinheitlich. Durch die hohe Cl^--Konzentration des urinhaltigen Darminhaltes wird die HCO_3^--Resorption im Dickdarm gehemmt (Subtraktion von Base). Zusätzlich ist die NH_4Cl-Konzentration – wie im Urin zu erwarten – erhöht und die Mukosa (anders als das Urothel) resorbiert große Mengen an Ammoniumchlorid. Es entsteht eine NH_4Cl-Azidose, überlagert von einer in der Regel gering ausgeprägten Subtraktionsazidose [39, 56].

NH_4^+ ist eine schwache Säure:

$$pH = 9,1 + \log \frac{aNH_3}{aNH_4^+}$$

so daß das Verhältnis von NH_3 zu NH_4^+ bei normalem pH $1:50$ beträgt. Wie beim Kohlensäure-Bikarbonat-System entweicht aber jetzt eine Komponente, nämlich NH_3, aus dem System, indem Ammoniak in den intrazellulären Raum diffundiert. Extrazellulär dissoziiert mehr und mehr NH_4^+, so daß die Azidose unerwartet stark ist, intrazellulär ist NH_3 bei höherer aH^+ eine stärkere Base, nimmt Protonen auf (NH_4^+) und alkalisiert den intrazellulären Raum. Auch jenseits der Blut-Hirn- und Blut-Liquorschranke wird eine Alkalose entstehen. Durch das Verschwinden der Base NH_3 aus der extrazellulären Flüssigkeit erhält diese Art der Azidose noch mehr den Charakter einer Subtraktionsazidose.

Diese Art der extrazellulären Azidose ist pathogenetisch zwar interessant, durch geänderte Operationstechniken (Formung einer künstlichen Blase: Ileum-Conduit, Ileum-Pouch, Neo-Blase) nimmt ihre klinische Bedeutung aber ab.

3.3.4.9 Renal-tubuläre Azidosen

Die bei der urämischen Azidose besprochenen Mechanismen der Säurenausscheidung und Bikarbonatresorption bzw. -bereitstellung können isoliert insuffizient oder funktionsunfähig sein. Diese Störungen kommen bei einer Reihe von Erkrankungen vor, wobei man nach pathophysiologischen Gesichtspunkten 3 Formen unterscheidet [44, 62]:

■ **Proximal-renal-tubuläre Azidose:** Gestört ist die H^+-Sekretion im proximalen Tubulus und damit proximale Na^+- und HCO_3^--Resorption. Neben der idiopathischen Form (die bei Erwachsenen selten ist) finden wir proximal-renal-tubuläre Azidosen bei Schwermetallvergiftungen, Therapie mit Carboanhydratase-Antagonisten (Acetazolamid), Fructoseintoleranz, nach Nierentransplantation und bei Nierenerkrankungen, die besonders das proximale Nephron betreffen (Amyloidniere, Paraproteinose, nephrotisches Syndrom). Distale Kompensationsmechanismen verhindern eine ausgeprägte Azidose. Die Ursache der proximalen H^+-Sekretionsstörung ist uneinheitlich. Bei hereditärer Fructoseintoleranz fehlt der Tubulusepithelzelle das Enzym Aldolase B. Fructosebelastung führt, wie in anderen Zellen auch, zur Akkumulation von Fructose-1-Phosphat und Abfall der ATP-Spiegel. Der Na^+/H^+-Antiporter an der luminalen Zellmembran ist zunächst ungestört, aber es fehlt Energie, um Na^+ an der Blutseite aus der Zelle zu entfernen. Mit zunehmender intrazellulärer Na^+-Aktivität sistiert der luminale Na^+/H^+-Austausch [44, 56].

■ **Hypokalämische distal-renal-tubuläre Azidose:** Sie ist die klassische Form dieser Erkrankung. Die distale H^+-Sekretion ist gestört, entweder durch Hemmung der entsprechenden ATPase oder durch Veränderung der Membran, so daß H^+-Ionen aus dem Lumen in die Zelle zurückdiffundieren (Amphotericin B). Die distale Na^+-Resorption kann nur im Austausch gegen K^+ erfolgen. Wiederum gibt es hereditäre und symptomatische Formen (Autoimmunerkrankungen, Nephrokalzinose, primärer Hyperparathyreoidismus, Amphotericin-B-Intoxikation). Ein Charakteristikum dieser Azidose ist es, daß sie primär mit Hypokalämie und ohne entsprechende Substitution mit Hypokalie verbunden ist.

■ **Hyperkalämische distal-renal-tubuläre Azidosen** findet man bei Hypoaldosteronismus, Nichtansprechbarkeit des distalen Tubulus auf Aldosteron oder primären Defekten der distalen H^+- und K^+-Sekretion (hyporeninämischer Hypoaldosteronismus, Nebennierenrindeninsuffizienz, interstitielle Nephritis, Phenacetinniere, Sichelzellnephropathie, Amyloidniere, kaliumsparende Diuretika [31, 59] und Lithium).

Renal-tubuläre Azidosen sind hyperchlorämisch und in der Regel nur mäßig ausgeprägt. Ihnen fehlt die vergrößerte Anionenlücke. Viele Intensivpatienten können im Rahmen einer großen Zahl schwerer Erkrankungen eine oder mehrere Formen renal tubulärer Azidosen entwickeln. Bei allen sekundären Formen wird das klinische Bild von der zur Intensivtherapie führenden Grunderkrankung bestimmt. Man muß an diese spezielle Störung denken und danach suchen.

3.3.4.10 Subtraktionsazidosen

Massive enterale Flüssigkeitsverluste (Diarrhö, biliäre, pankreatische, intestinale Fisteln) können, wenn sie größere Bikarbonatmengen enthalten und damit die renale Kompensation überfordern, zur metabolischen Azidose führen. Eine Laktazidose wird sich bei ausgeprägtem Volumenmangel mit Schock zusätzlich entwickeln, wodurch doch eine vergrößerte Anionenlücke auftreten kann.

3.3.4.11 Verteilungsazidosen

Bei Infusion von großen Mengen isotoner Kochsalzlösung kann eine Azidose auftreten (oder ihrer Beseitigung entgegengewirkt werden).

Die Azidose entsteht dadurch, daß Hyperchlorämie und Verdünnungswirkung die Bikarbonatkonzentration im Plasma senken, während pulmonal das CO_2 im normalen Bereich gehalten wird [39]. Außerdem entfällt bei so großzügiger Na^+-Zufuhr die Notwendigkeit, H^+ gegen Na^+ im distalen Tubulus auszutauschen. Im Gegensatz zur isotonen Kochsalzlösung wirken Infusionslösungen mit metabolisierbaren Anionen (Lactat, Acetat, Malat), einer Azidose dadurch entgegen, daß diese zusammen mit H^+ von den metabolisierenden Geweben aufgenommen werden. Zum primären Flüssigkeitsersatz bei schweren Dehydratationszuständen (Coma diabeticum, hyperkalzämische Krise und vieles andere mehr) sind Ringer-Lactat- und Vollelektrolytlösungen geeigneter als isotone Kochsalzlösung.

3.3.4.12 Diagnostik und Therapie von metabolischen Azidosen

Man kann klinisch aus der Hyperventilation (Kußmaulsche Atmung) eines somnolenten oder komatösen Patienten eine metabolische Azidose vermuten. Die *Blutgasanalyse* verschafft uns Aufschluß darüber, ob eine kompensierte oder dekompensierte Störung vorliegt *(Tab. 10)*. Den paCO$_2$-Bereich, welcher mit 95%iger Wahrscheinlichkeit bei einem gegebenen Basendefizit erwartet werden kann *(Tab. 11)*, nennt man *Signifikanzbereich*. Bei einem

Tab. 10: Blutgasanalyse (BGA) bei kompensierter und dekompensierter metabolischer Azidose.

		Metabolische Azidose	
		kompensiert	dekompensiert
pH		7,35	7,08
paCO$_2$	(mm Hg)	30	28
cHCO$_3^-$	(mmol/l)	16	8
BE	(mmol/l)	-8	-21

pCO$_2$ oberhalb des Signifikanzbereiches besteht die Azidose erst kurz und konnte noch nicht voll kompensiert werden oder der Organismus ist zur Kompensation unfähig (Hyperventilation nicht länger möglich, Ateminsuffizienz, zusätzliche respiratorische Azidose). Seltener wird der paCO$_2$ unterhalb dieses Bereichs liegen, was besagt, daß der Patient überkompensiert (zusätzliche emotionelle Erregung, Überlagerung einer respiratorischen Alkalose).

Auch mit einer einfachen Faustformel kann man den zu erwartenden paCO$_2$ abschätzen: $\Delta paCO_2 = 1$ bis $1,4 \cdot \Delta HCO_3^-$ [23]. Für ein cHCO$_3^-$ von 15 mmol/l ($\Delta cHCO_3^- \sim$ 10 mmol/l) ist $\Delta pCO_2 \sim 10$ bis 14 mm Hg und der erwartete paCO$_2$ liegt zwischen 26 und 30 mm Hg.

Tab. 11: Signifikanzbereich für die metabolische Azidose.
95% Vertrauensbereich für paCO$_2$ bei normaler respiratorischer Kompensation (Albert et al., Ann. intern. Med. 66, 312 [1967]), zitiert nach [39], leicht modifiziert.

pH	7,38	7,32	7,24	7,17	7,10
BE (mmol/l)	-5	-10	-15	-20	-25
paCO$_2$ (mm Hg)	39$-$33	33$-$27	28$-$22	23$-$17	18$-$11

Trotz maximal möglicher pulmonaler Kompensation ($paCO_2$ 15 mm Hg) kann der pH bedeutend vom normalen Wert abweichen (pH 7,10), ohne daß dies dem Begriff „kompensierte Azidose" widerspricht [39].

Neben den spezifischen klinisch-chemischen Werten der Azidose wird man nach Zeichen der Dehydratation fahnden, Elektrolyte im Plasma und Urin bestimmen und nach begleitenden Anionen suchen (Lactat, Ketonkörper). Messung des Blutzuckers, Anamnese und andere klinische Befunde erlauben nun die Einordnung der Azidose in ein bestimmtes Krankheitsbild. Dieses wird behandelt und nicht das Symptom Azidämie.

Eine alkalisierende Therapie muß bei einem pH < 7,1 und sollte bei einem pH zwischen 7,1 und 7,2 erfolgen. Bei guter Urinausscheidung wird Kalium zusammen mit einer alkalisierenden Therapie sofort substituiert, wenn die K^+-Konzentration im Plasma normal oder erniedrigt ist. Kaliumsubstitution bei Oligo-Anurie kann trotz alkalisierender Therapie zur Hyperkaliämie führen.

Die Berechnung des Basenbedarfs (Basenabweichung · 0,3 · kg KG) ist als Schätzgröße brauchbar, aber nicht als Substitutionsmaß. Selbst bei ausgeprägten Azidosen infundiert man initial besser nicht mehr als 100 ml der 8,4%igen Natriumbikarbonatlösung (100 mmol) in 30 bis 40 Minuten, da die begleitende Therapie der Grunderkrankung die Azidosekorrektur unterstützt. Bei beatmeten Patienten muß man damit rechnen, daß durch Bikarbonatinfusion eine Hyperkapnie entstehen kann (Erhöhung des Atemminutenvolumens notwendig).

Die 8,4%ige Bikarbonatlösung (berechnete Osmolalität 2 000 mosm/l) wird nicht allein, sondern nur zusammen mit einer schneller laufenden Trägerlösung über eine periphere Vene, besser über einen zentralvenösen Katheter infundiert.

Trometamol (THAM) ist eine Alternative zu Bikarbonat.

Die Lösung hat Vorteile bei Hypervolämie und Hypernaträmie, setzt aber eine gute Nierenfunktion voraus, da der mit H^+ beladene Metabolit renal ausgeschieden werden muß. Bei Patienten mit Schädel-Hirn-Trauma sollte THAM dem Bikarbonat wegen der fehlenden CO_2-Produktion und der alkalisierenden Wirkung jenseits der Blut-Hirn-Schranke vorgezogen werden. Bei nachlassender hirndrucksenkender Wirkung der Hyperventilation (renale Kompensation der respiratorischen Alkalose) erreicht man mit THAM (1 mmol/kg) eine anhaltende Senkung des intrakraniellen Druckes [41]. Die alkalisierende Wirkung von THAM im intrazellulären Raum ist derjenigen von Bikarbonat nicht überlegen [48, 49].

3.3.5 Metabolische Alkalosen

Der Kliniker steht metabolischen Alkalosen meist hilfloser gegenüber als metabolischen Azidosen. Er weiß aus Erfahrung, daß sie meist in Begleitung schwerer Krankheitsbilder vorkommen, daß sie in der Intensivmedizin häufig und prognostisch ungünstig sind, aber er kennt in der Regel – außer bei offensichtlichen Magensaftverlusten – ihre Ursache nicht. Schon gar nicht weiß er, was bei intrazellulären Alkalosen im Stoffwechsel geschieht und wann und in welchem Ausmaß eine ansäuernde Therapie gerechtfertigt ist.

Metabolische Alkalosen haben häufig mehrere Ursachen. Nachdem sie entstanden sind, unterhalten sie sich selbst, da die Kompensationsmechanismen des Organismus gegen Alkalosen schlechter entwickelt sind als gegen Azidosen (eine Hyperventilation bei metabolischer Azidose hat keine Nachteile, eine schwere metabolische Alkalose pulmonal zu kompensieren, kann zur Hypoxämie führen). Alkalosen werden leicht zu einer von der primären Ursache unabhängigen Zweiterkrankung. Ausgeprägte Alkalosen haben eine hohe Morbidität und Letalität [56], da der pH_i gegen einen Abfall der extrazellulären H^+-Ionenaktivität kaum geschützt ist.

Tab. 12 gibt eine nach pathogenetischen Gesichtspunkten geordnete Übersicht über klinisch bedeutsame metabolische Alkalosen. Die Einteilung in Additions- und Subtraktionsalkalosen (*Addition* heißt Zufuhr von Basen, *Subtraktion* Verlust von Säuren) ist auf den ersten Blick bestechend [39], aber nicht ohne inneren Widerspruch. Eine metabolische Alkalose ist definiert als primärer Anstieg der Bikarbonatkonzentration im Plasma [50, 56]. Daß aus unvorsichtiger Zufuhr von $NaHCO_3$ eine metabolische Alkalose entstehen kann (Addition), ist klar. Aber wie ist es mit Lactat, Acetat und Malat (metabolisierbare Anionen in Elektrolytlösungen)? Es handelt sich um Anionen rela-

Tab. 12: Metabolische Alkalosen.

Additionsalkalosen
Übermäßige Bikarbonat- (Lactat-, Citrat-)-Infusion Posthyperkapnische Alkalose
Subtraktions- oder Retentionsalkalosen

■ *„Clorid"-(Flüssigkeits-)sensibel*
  Gastrische Alkalose (Pseudo-Bartter-Syndrom)
  Diuretikainduzierte Alkalose
  Alkalose bei Diarrhö (kongenitale Chloriddiarrhö,
  villöses Rektumadenom)
 	
■ *Chloridresistent*
  Aldosteronismus (primär, sekundär)
  Cushing-Syndrom
  Kaliummangel
  Bartter-Syndrom
  Hypoproteinämie

tiv starker Säuren (pK von Milchsäure 3,9), die bei physiologischem pH verschwindend wenig H^+- Ionen aufnehmen: bei einem pH von 7,4 ist das Verhältnis von Lactat zu undissoziierter Milchsäure 3160:1. Anders ausgedrückt, infundiert man 1 l Ringer-Lactatlösung (Lactatkonzentration ca. 30 mmol/l), so werden 9,5 μmol H^+- Ionen gebunden, was in der H^+-Homöostase nicht merkbar ist. Da Gewebe, die Lactat metabolisieren, dieses zusammen mit Protonen aufnehmen, entziehen sie dem extrazellulären Raum ein Proton pro Lactatanion, so daß extrazellulär eine Subtraktionsalkalose entsteht.

Subtraktionsalkalosen im eigentlichen Sinne findet man bei gastralen und renalen H^+-Verlusten. Renalen Alkalosen liegt pathogenetisch meist ein Kaliummangel bei angestrengter Na^+-Resorption zugrunde, und die Na^+-Aufnahme in die Tubulusepithelzelle erfolgt als Na^+/H^+-Austausch. Mit jedem sezernierten H^+-Ion entsteht ein HCO_3^--Ion in der Zelle, so daß eine Bikarbonat-Resorption resultiert (Retentionsalkalose).

Die posthyperkapnische Alkalose könnte als Subtraktionsalkalose bezeichnet werden, da sie durch plötzlichen Entzug der flüchtigen Säure CO_2 entsteht.

Hilfreicher ist die Einteilung in chloridsensible und chloridresistente Formen [56]. *Chloridsensible Alkalosen* entstehen im Rahmen von Säuren- und Flüssigkeitsverlusten und gehen in der Regel mit einer Dehydratation einher. Bei den *chloridresistenten Alkalosen* ist aber nicht stets das Gegenteil der Fall. Ein *primärer* Aldosteronismus bedeutet zwar Hyperhydratation, ein *sekundärer* Aldosteronismus dagegen ist häufig Folge einer Verminderung des funktionellen extrazellulären Flüssigkeitsvolumens. Leider sind auch die Ausdrücke „chloridsensibel" und „chloridresistent" mißverständlich. Nicht die Zufuhr von Cl^- ist das Wesentliche bei der Korrektur von chloridsensiblen Alkalosen, sondern die Rehydratation mit Elektrolytlösungen, die einen hohen Chloridanteil haben. Dabei tritt das Paradoxon auf, daß das Bartter-Syndrom zu den chlorid-resistenten, das Pseudo-Bartter-Syndrom zu den chlorid-sensiblen metabolischen Alkalosen gerechnet wird [56].

3.3.5.1 Additionsalkalosen

Eine Bikarbonatalkalose entsteht durch die übermäßige Infusion von $NaHCO_3$, in der Regel bei der alkalisierenden Therapie von Azidosen (*Cave:* Natriumbikarbonat ist kein Puffer, sondern eine Base!). Gefahr droht durch intrazellu-läre Alkalisierung (Stimulation des HCO_3^-/Cl^--Austau-sches) und durch Linksverschiebung der O_2-Dissoziations-kurve, besonders dann, wenn die intraerythrozytäre 2,3-DPG-Konzentration vermindert ist (gilt für alle Alkalo-sen). Dies kann durch vorsichtige Handhabung von Bikar-bonat leicht vermieden werden. THAM kann den gleichen Effekt hervorrufen.

Alkalosen durch Infusion metabolisierbarer Anionen sind in der operativen Medizin häufig. Sie entstehen, wie oben beschrieben, durch die zelluläre Aufnahme von Lactat, Malat, Acetat und Citrat in Form der entsprechen-den undissoziierten Säuren, wodurch der extrazellulären Flüssigkeit Protonen entzogen werden. Diese Form der Alkalose finden wir häufig nach operativer Patientenver-sorgung mit Massivtransfusion oder regelmäßiger Substi-tution von citrathaltigen Blutbestandteilen [40].

3.3.5.2 Posthyperkapnische Alkalose

Patienten mit chronischer Hyperkapnie kompensieren diese Störung durch vermehrte renale HCO_3^--Bereitstel-lung und Steigerung der Bikarbonatkonzentration im Plasma. Falls eine Beatmungstherapie notwendig wird, kann es sein, daß die Hyperkapnie schneller normalisiert wird als die Niere Bikarbonat ausscheiden kann (dauert ungefähr 1 bis 2 Tage). Es resultiert eine posthyperkapnische Alkalose.

3.3.5.3 Subtraktions- oder Retentionsalkalosen

Die häufigste Ursache metabolischer Alkalosen sind gastrale und renale *Protonenverluste* [50]. Mit Sekretion von H^+-Ionen an der luminalen Zellseite (Belegzelle, Tubulusepithelzelle) wird auf der kontraluminalen Seite HCO_3^- ans Blut abgegeben. Dies führt zur Alkalose, wenn die sezernierten Protonen nicht wieder resorbiert werden (gastrische Alkalose) oder mehr H^+-Ionen den Organismus verlassen als im Stoffwechsel enstehen (renale Alkalosen). Das dabei auftretende Syndrom (z. B. Pseudo-Bartter-Syndrom) wird von einer Reihe begleitender Faktoren modifiziert.

Man kann 2 *Phasen* einer metabolischen Azidose unterscheiden. In der Entstehungs- [56] oder Dysäquilibrierungsphase [57] finden wir den anhaltenden H^+-Ionenverlust, der oft mit einem Flüssigkeitsverlust (Magensaft) einhergeht. In der zweiten Phase wird ein neues Gleichgewicht erreicht und aufrechterhalten. Der wesentliche Gesichtspunkt dabei ist, daß die zusammen mit der Alkalose entstandene Dehydratation über einen hyperreninämischen Aldosteronismus den renalen Na^+/H^+- und Na^+/K^+-Austausch stimuliert. Dies ist der wichtigste Grund dafür, warum Hypokalie und Alkalose vergesellschaftet sind. Ohne Korrektur von außen ist der Organismus nicht in der Lage, mit einer Subtraktionsalkalose fertig zu werden, weil seine Kompensation der Dehydratation die Alkalose unterhält. Damit ist ganz klar, wie eine solche Alkalose therapiert wird, nämlich durch Flüssigkeits- (in der Regel isotone Kochsalzlösung) und Kaliumsubstitution (und nicht mit Salzsäure!).

3.3.5.4 Bartter-Syndrom

Defekt der Chloridabsorption im distalen, ansteigenden Teil der Henle-Schleife (gleicher Effekt durch Schleifen-diuretika, Furosemid, Etacrynsäure). Hyperreninämischer Hyperaldosteronismus. Stimulation der Natriumresorption im distalen Nephron gegen H^+ und K^+. Hypokalämische Alkalose [19].

3.3.5.5 Gastrische Alkalose (Pseudo-Bartter-Syndrom)

Auf diese Erkrankung und ihre Beziehung zum eigentlichen Bartter-Syndrom wurde schon im Kapitel Elektrolythaushalt (s. S. 86) eingegangen.

Mit anhaltenden Verlusten von saurem Magensaft (unstillbares Erbrechen, Magenausgangsstenose, Pylorusstenose des Neugeborenen, Duodenalkompression oberhalb der Papille) verliert der Organismus H^+, Cl^- und Flüssigkeit. Zunächst versucht der Organismus die Alkalose zu kompensieren (Bikarbonatdiurese), wodurch sich der Flüssigkeitsmangel verstärkt. Im weiteren Verlauf dominiert die Volumenregulation (hyperreninämischer Hyperaldosteronismus) wie beim Bartter-Syndrom. Die Niere versucht, so viel NaCl und Wasser wie möglich zu resorbieren ($U_{Na^+} < 20$ mmol/l) und forciert den Na^+/K^+- und Na^+/H^+-Austausch. Der Urin wird sauer (paradoxe Azidurie) und trotz Kaliumdepletion werden beträchtliche Kaliummengen ausgeschieden [57]. Es entwickelt sich eine schwere Dehydratation mit hypochlorämischer, hypokalämischer Alkalose.

Die kausale Therapie der Magensaftverluste ist nicht Gegenstand dieses Kapitels. Symptomatisch steht die Volumensubstitution im Vordergrund. Hier ist isotone NaCl-Lösung gerade wegen des hohen Chloridanteils angezeigt. Mit der Rehydratation lassen Aldosteronaktivität und renale H^+- und K^+-Verluste nach. Da ein ausgeprägter

Kaliummangel beim Vollbild des Syndroms angenommen werden kann, sollte Kalium substituiert werden. Eine ansäuernde Therapie ist meist nicht notwendig, da mit nachlassenden Säureverlusten der Organismus die Alkalose selbst kompensiert. Nur bei sehr ausgeprägter Alkalose mit tetanischen Krämpfen ist die Infusion von Salzsäure gerechtfertigt [58].

3.3.5.6 Diuretikainduzierte Alkalosen

Bei der weitverbreiteten Anwendung von Diuretika auf Allgemein- und Intensivstationen ist diese Form der Alkalose häufig. Schleifendiuretika (besonders Furosemid) und Thiazide verursachen eine renale Mehrausscheidung von Na^+, K^+, Cl^- und Wasser. Dazu werden sie ja auch eingesetzt. Man vergißt dabei leicht, daß bei der Ausschwemmung von Ödemen durch Diuretika häufig ein intravasaler Flüssigkeitsmangel auftritt, der einen hyperreninämischen Hyperaldosteronismus zur Folge hat. Die Niere versucht erfolglos, die Füllung des Gefäßsystems zu garantieren und die im aufsteigenden Teil der Henle-Schleife (Schleifendiuretika) oder im Anfangsteil des distalen Tubulus (Thiazide) verlorengehende Flüssigkeit im distalen Tubulus und in den Sammelrohren zurückzugewinnen. Dies geschieht wiederum durch aldosteronstimulierten Na^+/H^+- und Na^+/K^+-Austausch und erhöhte ADH-Aktivität. Der Urin ist sauer und kaliumreich. Es entwickelt sich wiederum eine Alkalose, die mit Kaliumdepletion einhergeht. Da man eine diuretische Therapie zur Flüssigkeitsausschwemmung durchführt, wird man, anders als bei der gastrischen Alkalose, hier zunächst *Kalium* substituieren oder ein kaliumsparendes Diuretikum hinzugeben. Eine ansäuernde Therapie ist nur äußerst selten gerechtfertigt. Die Flüssigkeitssubstitution sollte so erfolgen, daß ein intravasales Volumendefizit vermieden wird.

3.3.5.7 Alkalosen bei Diarrhö

Man findet diese seltenen Alkalosen bei der kongenitalen Chloriddiarrhö und beim villösen Adenom des Rektums [56]. Sie sind ebenfalls mit Kalium- und Flüssigkeitsverlusten verbunden.

3.3.5.8 Primärer Aldosteronismus (Conn-Syndrom)

Die Überproduktion von Aldosteron durch einen Tumor oder eine Hyperplasie der Nebennierenrinde (hyporeninämischer Aldosteronismus) führt zu Hyperhydratation, Kaliummangel und metabolischer Alkalose. Die Veränderungen werden durch Kaliumsubstitution (eventuell Flüssigkeitsrestriktion) korrigiert [53, 54, 56]. Ist eine operative Therapie nicht erfolgversprechend, so kann die Aldosteronsynthese (Trilostan) oder die Wirkung des Hormons an der Niere (Spironolacton) gehemmt werden. Eine metabolische Azidose dieses Typs entsteht auch bei sekundärem Aldosteronismus, Cushing-Syndrom, adrenogenitalem Syndrom und beim Pseudohyperaldosteronismus (Liddle-Syndrom).

3.3.5.9 Kaliummangel

Die meisten metabolischen Alkalosen, die wir in der Klinik sehen, entstehen aufgrund eines Kaliummangels (häufig in Verbindung mit diuretischer Therapie). Die Ursache ist wiederum in der Niere zu suchen. Zur Natriumresorption wird mehr H^+ als K^+ ausgetauscht. Jeder Volumenmangel oder jede andere Form des reaktiven Aldosteronismus wirkt sich additiv aus.

3.3.5.10 Hypoproteinämie

Eine besondere Form chloridresistenter Alkalosen stellen hypoproteinämische Alkalosen dar. Plasmaproteine, besonders Albumin, steuern einen beträchlichen Teil zur Anionensäule des Plasmas bei. Bei Hypoproteinämie, die bei Intensivpatienten nicht selten ist, ergänzt der Organismus den fehlenden Anionenteil durch Bikarbonat. Es resultiert eine metabolische Alkalose mit verminderter Anionenlücke [35], die in der Regel kompensiert ist (pH 7,45, $paCO_2$ 47 mm Hg, $cHCO_3^-$ 32,5 mmol/l, BE +8,5 mmol/l, Gesamteiweiß 47 g/l, Albumin 25 g/l, Elektrolyte normal).

3.3.5.11 Diagnostik und Therapie metabolischer Alkalosen

Im Gegensatz zur oft massiven Hyperventilation (Kußmaul-Atmung) bei metabolischen Azidosen, ist die Hypoventilation bei metabolischen Alkalosen nicht auf den ersten Blick erkennbar. Erst die Blutgasanalyse wird uns auf diese Störung hinweisen *(Tab. 13)*. Bei dekompensierter Alkalose liegt der Blut-pH deutlich im alkalischen Bereich, Bikarbonat und Nichtbikarbonatpuffer im Blut sind angestiegen. Eine pulmonale Kompensation, die innerhalb von 1 bis 2 Tagen erfolgt, kann nie vollständig sein, weil sonst die Sauerstoffversorgung des Organismus durch die Hypoventilation gefährdet wäre.

Tab. 13: Blutgasanalysen bei kompensierter und dekompensierter metabolischer Alkalose.

	Metabolische Alkalose		
	kompen-siert	dekompen-siert	posthyper-kapnisch
pH	7,45	7,58	7,73
$paCO_2$ (mm Hg)	52	42	30
$cHCO_3^-$ (mmol/l)	35	38	38
BE (mmol/l)	+10	+16	+20

Tab. 14: Signifikanzbereich von pCO_2 für die metabolische Alkalose. 95% Vertrauensbereich für $paCO_2$ bei normaler respiratorischer Kompensation (Winters et al. 1967, Acid base physiology in medicine, London Co., Cleveland), zitiert nach [39], leicht modifiziert.

pH		7,45	7,48	7,52	7,54	7,55
BE	(mmol/l)	+5	+10	+15	+20	+25
$paCO_2$	(mm Hg)	35−55	40−58	43−63	48−68	51−77

Der Signifikanzbereich *(Tab. 14)* für CO_2 bei der metabolischen Alkalose läßt erkennen, ob und inwieweit diese kompensiert ist, oder ob sich begleitende Störungen überlagern [39]. Eine Faustformel ($\triangle\ paCO_2$ = 0,4 bis 0,9 · $\triangle$ $cHCO_3^-$) zum Abschätzen von $paCO_2$ bei kompensierter Alkalose kann ebenfalls verwendet werden [23]. Bei einem $cHCO_3^-$ von 44 mmol/l ($\triangle\ cHCO_3^- \sim 20$ mmol/l) ist $\triangle\ pCO_2$ ~ 8 bis 18 mm Hg und der Erwartungswert für $paCO_2$ 48 bis 58 mm Hg.

Es ist wichtig festzustellen, wie eine metabolische Alkalose entstanden ist, um dieser ihren Platz im Gesamtbild der zugrundeliegenden Erkrankung zuzuordnen. Auf alle Fälle sollte man nach begleitenden Störungen (Dehydratation, Hyperhydratation, Hypochlorämie, Kaliumdefizit usw.) forschen. Wenn man daran denkt, daß die allermeisten metabolischen Alkalosen, die uns in der Klinik begegnen, durch Magensaftverluste, Diuretika, Kaliummangel oder einer Kombination dieser Faktoren entstanden sind, wird man die Ursache erkennen und eine kausale Therapie einleiten können, die hier nicht im einzelnen erörtert werden kann. Die häufigste Additionsalkalose durch unvorsichtige Bikarbonatzufuhr vermeidet man durch strenge Indikation und vorsichtige Handhabung von

NaHCO$_3$. Wir verwenden in der Zwischenzeit zur Azidose-korrektur nur noch die 100 ml-Fläschchen der 8,4%igen Lösung. In der Regel wird man Additionsalkalosen nicht korrigieren, sondern nach kausaler Therapie die renale Kompensation abwarten. Nur bei ausgeprägten Formen ist eine vorsichtige Ansäuerung gerechtfertigt. Die post-hyperkapnische Alkalose ist in der Regel schnell entstanden und bei Hyperventilation des Patienten unter Umständen ausgeprägt *(vgl. Tab. 13)*. Da die renale Kompensation 1 bis 2 Tage dauern kann, sollte man hier ansäuern und/oder das Atemminutenvolumen reduzieren.

Chloridsensible Retentionsalkalosen werden symptomatisch durch Flüssigkeits- und Kaliumsubstitution behandelt, bei den chloridresistenten ist in der Regel eine Kaliumsubstitution sinnvoll.

Die ansäuernde Therapie metabolischer Alkalosen ist die letzte Maßnahme, die ergriffen werden sollte. Wir führen sie heute mit Salzsäure und nicht mehr mit Arginin-oder Lysin-HCl durch (Aminosäurenimbalanzen). Der berechnete Säurebedarf (Basenabweichung · 0,2 · kg KG) läge für die dekompensierte Alkalose entsprechend der Tabelle 13 (70 kg KG) bei 225 mmol HCl. Man wird weniger als die Hälfte der errechneten Menge (z. B. 80 mmol, entsprechend 40 ml des 7,25%igen Konzentrats, 1 ml = 2 mmol HCL) in 250 ml 5%iger Glucoselösung verdünnen und langsam (1−2 h) unter Kontrolle des Säuren-Basen-Status und der Kaliumkonzentration im Plasma infundieren. Falls sich die initial gewählte Dosis als zu gering erweist, kann man die Menge repetieren.

Ganz besonders vorsichtig sollte man sein, wenn gleichzeitig *kaliumreiche Lösungen* infundiert werden (regelmäßige K$^+$-Kontrollen im Plasma), da bedrohliche Hyperkalämien entstehen können.

3.3.6 Respiratorische Azidosen

Die alveoläre Ventilation erfüllt 2 Aufgaben: Versorgung des Organismus mit Sauerstoff und Abatmung von CO_2, dabei Einstellung des $paCO_2$ so, daß der pH_e trotz Abweichungen der Bikarbonatkonzentration im geregelten Bereich bleibt (pulmonale Kompensation von Azidosen und Alkalosen).

Tab. 15: Ursachen akuter respiratorischer Azidosen.

Zentrale Atemdepression
Überhang und Überdosierung von Hypnotika, Sedativa, Opioiden (Cave: Kombination von Opioidanalgetika mit Benzodiazepinen) Schlaf-Apnoe (Undines-Fluch) Schädel-Hirn-Trauma (meist Kombination von Bewußtseinsstörung mit Verlegung der Atemwege)
Neuromuskuläre Störungen
Überhang von Muskelrelaxanzien Vergiftung mit Alkylphosphaten Myasthenische Krise, Tetanus, Botulismus Hohe Querschnittslähmung (akut)
Erkrankungen, Verletzungen von Thorax und Lungen
Dekompensierter Status asthmaticus Lungenödem Hämatothorax, Spannungspneumothorax, Rippenserienfraktur (paradoxe Atmung) Aspiration (Bolus, Blut, Mageninhalt) Obstruktive Schlaf-Apnoe (inverse Atmung)
Asphyxie
Herz-Kreislauf-Stillstand, schwerster kardiogener Schock, Lungenembolie

Respiratorische Azidosen entstehen, wenn anfallendes CO_2 nicht entsprechend seiner Produktion abgeatmet wird:

- Vermehrte Produktion ohne entsprechend gesteigerte Ventilation (maligne Hyperthermie)
- Hypoventilation *(Tab. 15 und 16)*
- Erhöhter CO_2-Partialdruck in der Inspirationsluft (Rückatmung, Hundsgrotte, Silo, Kanalisation)

Tab. 16: Ursachen chronisch respiratorischer Azidosen.

Chronisch obstruktive Lungenerkrankungen
Emphysembronchitis, Raucherlunge Trachealstenose
Chronisch restriktive Störungen
Pneumonitis, Zystenlunge, Lungenemphysem Lungenfibrose Pleuraergüsse, Aszites Schwere Adipositas Kyphoskoliose, ausgeprägte Trichterbrust Akute respiratorische Insuffizienz
Neuromuskuläre Störungen
Multiple Sklerose, Poliomyelitis, hohe Querschnittslähmung Myopathien
Zentrale Atemdepression
Hirntumor oder entzündliche Erkrankung mit direkter Beeinflussung des Atemzentrums Pickwick-Syndrom Bulbäre Poliomyelitis

Allgemein ist die alveoläre Hypoventilation durch unterschiedlichste Störungen der Atmung (zentrale Atemdepression, neuromuskuläre Erkrankung, Verletzungen, Erkrankungen von Thorax und Lunge, Verlegung der Atemwege) die häufigste Ursache einer Hyperkapnie mit kompensierter oder dekompensierter respiratorischer Azidose.

3.3.6.1 Besonderheiten respiratorischer Azidosen

Sie können sehr schnell entstehen. Dies bedeutet eine rasche Erhöhung der H^+-Ionenkonzentration im gesamten Organismus, besonders in und um karboanhydratasereiche(n) Zellen.

Eine respiratorische Kompensation, wie bei metabolischen Störungen, ist nicht möglich, so daß nur die wenig effektive blutchemische Pufferung bzw. die träge reagierende metabolische Kompensation übrigbleiben. Eine akute Hyperkapnie mit dekompensierter respiratorischer Azidose ist in der Regel mit einer *Hypoxie* verbunden, nicht selten auch mit einer *Ischämie*. Die Summe dieser Störungen führt ohne rasche Therapie zum Tode [38].

3.3.6.2 Blutchemische Pufferung

Der Anstieg des pCO_2 im Blut bedingt die rasche Hydratation von Kohlendioxyd zu H_2CO_3 (Carboanhydratase) und deren Dissoziation zu H^+ und HCO_3^-. Ein großer Teil der entstehenden Protonen wird von den Nichtbikarbonat-Pufferbasen aufgenommen, deren Konzentration absinkt. Geringe Hyperbikarbonatämie verbunden mit einem mäßigen Abfall der Pufferbasen (negative Basenabweichung) ist ein Befund, der eine akute respiratorische Azidose charakterisiert (Dekompensation eines Status asth-

Tab. 17: Signifikanzbereich für cHCO₃⁻ im Plasma bei akuter respiratorischer Azidose. Aus: Bracket et al., N. Engl. J. Med. 272, 6 (1965), zitiert nach [39], leicht modifiziert.

$paCO_2$ (mm Hg)	$cHCO_3^-$ (mmol/l)	pH
40	23−27	7,45−7,37
50	24−27,5	7,37−7,30
60	25−28	7,29−7,25
70	25,5−28,5	7,23−7,19
80	26−29	7,18−7,15
90	26,5−29,5	7,13−7,09

maticus, pH 7,24, $paCO_2$ 65 mm Hg, $cHCO_3^-$ 27 mmol/l, BE −2 mmol/l).

Manchmal ist es wichtig zu wissen, welcher $cHCO_3^-$-Anstieg für eine akute, nur blutchemisch gepufferte respiratorische Azidose erwartet werden kann. Man kann dadurch entscheiden, ob akute, chronische oder gemischte Störungen vorliegen. *Tab. 17* zeigt die entsprechenden Erwartungswerte.

Beispiel: Bei einer akuten Hyperkapnie von 80 mm Hg $paCO_2$ steigt das Bikarbonat im Plasma auf 26 bis 29 mmol/l, der pH liegt zwischen 7,15 und 7,18. Überschlagsweise kann man eine Erhöhung von $cHCO_3^-$ um $0,1 \cdot \Delta paCO_2$ erwarten [23].

Beispiel: Ein Patient befindet sich im Status asthmaticus. Es soll die Frage beantwortet werden, ob neben der akuten respiratorischen Azidose eine zusätzliche Laktazidose besteht [4]?

a) pH 7,27, $paCO_2$ 60 mm Hg, $cHCO_3^-$ 26,5 mmol/l, BE −3,5 mmol/l.

Antwort: nein, $cHCO_3^-$ und pH entsprechen den Erwartungswerten.

b) pH 7,14, $paCO_2$ 60 mm Hg, $cHCO_3^-$ 20 mmol/l, BE −10 mmol/l, Anionenlücke 24 mmol/l (Na^+ 140, K^+ 4,0, Cl^- 100 mmol/l).

Antwort: ja, $cHCO_3^-$ und pH liegen außerhalb des Erwartungsbereichs. Dies und die Anionenlücke sprechen für eine zusätzliche metabolische Azidose (Laktatbestimmung veranlassen).

Besteht eine respiratorische Azidose länger, so kann sie renal kompensiert werden. Durch Bikarbonatbereitstellung (dauert 1 bis 2 Tage) wird der pH angehoben, aber nicht normalisiert. Eine völlige Kompensation wird nicht erreicht. Signifikanzbereiche für $cHCO_3^-$ bei chronisch respiratorischer Azidose zeigt *Tab. 18*.

Beispiel: Ein Patient mit pulmonaler Insuffizienz und Hyperkapnie von 60 mm Hg $paCO_2$ (seit Wochen beste-

Tab. 18: Signifikanzbereich für $cHCO_3^-$ bei chronisch respiratorischer Azidose [nach 7, 39], leicht modifiziert.

$paCO_2$ (mm Hg)	$cHCO_3^-$ (mmol/l)	pH
40	22−31	7,36−7,51
50	27−35,5	7,35−7,47
60	30−40	7,34−7,44
70	34−44	7,30−7,42
80	37−47	7,28−7,39
90	38−50	7,25−7,36

hend) hat eine Bikarbonatkonzentration im Plasma zwischen 30 und 40 mmol/l und einen pH zwischen 7,34 und 7,44. Überschlagsweise kann man eine $cHCO_3^-$-Erhöhung bei chronischer und respiratorischer Azidose von 0,25 bis 0,55 · Δ $paCO_2$ erwarten [23]. Die Kenntnis dieser Signifikanzbereiche ist wiederum wichtig, um überlagernde Störungen zu erkennen.

Beispiel: Bei einem Patienten mit pulmonaler Globalinsuffizienz entwickelt sich eine Magenausgangsstenose mit anhaltenden Magensaftverlusten: pH 7,43, $paCO_2$ 70 mm Hg, $cHCO_3^-$ 45 mmol/l, BE +17 mmol/l; pH und $cHCO_3^-$ liegen oberhalb der Erwartungsbereiche, was für eine überlagernde metabolische Alkalose spricht.

Die *Therapie* respiratorischer Azidosen besteht in der Normalisierung der zugrundeliegenden Ventilationsstörung.

3.3.7 Respiratorische Alkalosen

Für diese Störung gibt es nur einen Grund, nämlich die *Hyperventilation (Tab. 19).* Vermehrte Abatmung von CO_2 senkt den $paCO_2$ im Blut, womit der pH_e ansteigt, wenn nicht gleichzeitig die Bikarbonatkonzentration ebenfalls vermindert ist.

Die akute respiratorische Alkalose (Hyperventilationstetanie bei Angst- und Erregungszuständen) ist eher ein notfallmedizinisches Problem und soll hier nur kurz erwähnt werden. Durch blutchemische Pufferung (die Nichtbikarbonatpuffersäuren verlieren Protonen) ergibt sich wiederum eine entgegengesetzte Bewegung von $cHCO_3^-$ und Nichtbikarbonatpufferbasen (positive Basenabweichung). Auswirkungen der akuten respiratorischen Alka-

Tab. 19: Ursachen akuter und chronischer respiratorischer Alkalosen.

Hyperventilation bei Beatmung
Reaktiver Atemantrieb durch Hypoxidose
Pulmonale Partialinsuffizienz (interstitielle Lungen-erkrankungen, respiratorische Insuffizienz, akutes Stadium) Anämie Zyanotische Herzvitien CO-, Cyanid-, H_2S-Vergiftung O_2-Verwertungsstörung (Endotoxine) Lungenembolie (subakut)
Zentraler Atemantrieb
Hyperventilation bei Angst- und Erregungszuständen Prämenstruell, Gravidität (Progesteron) Schädel-Hirn-Trauma Enzephalitis, Meningitis, Tumor Zerebrovaskulärer Insult Medikamente (Lobelin, Methylxanthine, Katecholamine, Salicylate) Fieber, Hitzschlag, thyreotoxische Krise Phäochromozytom Lebererkrankungen im Endstadium Sepsis

lose sind verminderte Gehirndurchblutung und Abnahme der freien Calciumionen im Blut (erhöhte neuromuskuläre Erregbarkeit). Die häufigste Ursache der akuten respiratorischen Alkalose in Anästhesie und Intensivmedizin ist eine *falsche Respiratoreinstellung*. Diese ist für den Patienten mit zerebrovaskulärer Insuffizienz von Übel. Zur Senkung eines erhöhten intrazerebralen Drucks (verminderte

Hirndurchblutung durch intrazerebrale Alkalose) kann die induzierte kontrollierte Hypokapnie für 1 bis 2 Tage ausgenützt werden. Später wird ihrem Effekt durch die renale Kompensation entgegengewirkt.

Die häufigsten Ursachen chronischer respiratorischer Alkalosen sind *pulmonale Partialinsuffizienz* und *Lebererkrankungen* im Endstadium. Die Störung kann renal durch vermehrte Bikarbonatausscheidung oder verminderte Bikarbonatbereitstellung kompensiert werden. Der erwartete Bikarbonatabfall im Plasma liegt bei 0,4 bis 0,5 · Δ $paCO_2$ [23], d. h. bei einer chronischen Hypokapnie von 24 mm Hg (Δ $paCO_2$ ~ 16 mm Hg) erwartet man eine Verminderung von $cHCO_3^-$ von 6 bis 8 mmol/l auf ca. 16 bis 18 mmol/l und einen pH zwischen 7,45 und 7,50. Weichen $cHCO_3^-$ und pH von den Vorhersagebereichen ab, so liegt eine gemischte Störung vor. Häufig findet man auch eine Kompensation (oder Überlagerung) durch Anreicherung organischer Säuren im Blut (z. B. Milchsäure), wobei nicht klar ist, ob es sich um einen Kompensationsversuch des Organismus oder um eine begleitende Störung handelt [38, 39].

Die *Therapie* akuter und chronischer respiratorischer Alkalosen ist wiederum auf die Behebung der zugrundeliegenden Störung gerichtet. Unspezifische Maßnahmen (Sedierung, Rückatmung von CO_2) können bei der akuten Hyperventilation hilfreich sein.

3.3.8 Gemischte Störungen der Säuren-Basen-Regulation

Es kommt bei Schwerkranken vermutlich häufiger vor, daß sich 2 oder 3 Störungen der Säuren-Basen-Regulation überlagern, als daß eine einfache Azidose oder Alkalose vorliegt.

Tab. 20: Mögliche Kombinationen gemischter Säuren-Basen-Störungen.

Überlagerung
Metabolische Azidose Metabolische Alkalose Respiratorische Azidose *oder* respiratorische Alkalose

Zweifachstörungen
Metabolische Azidose + respiratorische Azidose Metabolische Azidose + metabolische Alkalose Metabolische Azidose + respiratorische Alkalose Metabolische Alkalose + respiratorische Alkalose Metabolische Alkalose + respiratorische Azidose

Dreifachstörungen
Metabolische Azidose + metabolische Alkalose + respiratorische Azidose Metabolische Azidose + metabolische Alkalose + respiratorische Alkalose

Respiratorische Azidose und respiratorische Alkalose im arteriellen Blut* schließen sich gegenseitig aus, da ein Mensch nicht gleichzeitig hypoventilieren und hyperventilieren kann, so daß insgesamt 5 Zweifach- und 2 Dreifachstörungen möglich sind *(Tab. 20)*.

Von besonderem Interesse sind dabei diejenigen Kombinationen, die sich gegenseitig verstärken (z.B. gemischte metabolisch-respiratorische Azidose bei maligner Hyper-

---

*) In bestimmten Low-flow-Situationen kann pulmonalarteriell eine Hyperkapnie, pulmonalvenös eine Hypokapnie bestehen.

thermie, gemischte metabolisch-respiratorische Alkalose bei anhaltenden Magensaftverlusten und emotioneller Hyperventilation), da der pH besonders ausgeprägt in pathologische Bereiche abweichen kann. Diese Störungen sind anhand klinischer Symptome und klinisch-chemischer Veränderungen leicht zu erkennen und ihre Interpretation wird selten Schwierigkeiten machen.

Anders dagegen diejenigen Kombinationen, die sich in ihrer Wirkung nach außen subtrahieren oder sogar völlig aufheben. Es kann der Fall eintreten, daß eine schwere metabolische Alkalose (gastrische Alkalose bei anhaltenden Magensaftverlusten) von einer Laktazidose (Magenperforation, Peritonitis, schwerer Schock) überlagert wird und pH, $paCO_2$ und $cHCO_3^-$ im „normalen" Bereich liegen [39]. Zwei schwere Störungen (Azidose plus Alkalose) sind vorhanden, eine Azidämie oder Alkalämie liegt aber nicht vor! Der Patient ist schwer krank (Dehydratation, septischer Schock, Hypokalie, Hypoxie), aber an dieser Symptomatik ist eine Veränderung der H^+-Aktivität nicht beteiligt.

Dreifachstörungen sind besonders schwierig zu beurteilen, weil immer 2 Azidoseformen einer Alkalose bzw. 2 Alkaloseformen einer Azidose gegenüberstehen. Je nach Ausprägung der einzelnen Störung können sehr starke bis kaum merkbare Veränderungen resultieren.

Für die *Differentialdiagnose gemischter Störungen* können folgende Hinweise gegeben werden:

■ Man muß die normale respiratorische Kompensation metabolischer Störungen bzw. die metabolische Kompensation respiratorischer Störungen kennen. Liegen $paCO_2$ oder $cHCO_3^-$ außerhalb bestimmter Vorhersagebereiche *(Tab. 21),* ist entweder eine Kompensation ausgeblieben (was schon eine gemischte Störung bedeutet) oder es überlagert sich eine zusätzliche Azidose oder Alkalose.

■ Eine Blutgasanalyse ist ohne weitere Befunde nicht zu interpretieren. In der Regel schaut man zuerst auf den pH. Dieser ist aber die Vektorsumme einander überlagernder Veränderungen und sollte erst in zweiter Linie gewürdigt werden. Meist wird sogar auf die Wertung des aktuellen Bikarbonats verzichtet und nur die Basenabweichung neben pH und pCO_2 in Betracht gezogen. Dabei ist eine vergrößerte Anionenlücke oft der erste Hinweis auf eine Additionsazidose.

■ Säuren-Basen-Nomogramme mit 95% Konfidenzbereichen für einfache kompensierte Störungen sind nur zur Identifizierung von zwei Veränderungen brauchbar. Kommt eine dritte Komponente hinzu, so versagen sie [23].

■ Am wichtigsten ist es wiederum, das ganze klinische Bild einschließlich der Anamnese in die Wertung einzubeziehen. Man kann dadurch bestimmte Veränderungen vermuten und nach ihnen forschen. Bei einem Patienten mit chronisch obstruktiver Lungenerkrankung vermutet man eine kompensierte respiratorische Azidose. Der Patient bekommt zur Ausschwemmung von Ödemen bei Herzinsuffizienz ein Schleifendiuretikum, was erklärt, daß die Bikarbonatkonzentration oberhalb des Signifikanzbereiches liegt (metabolische Alkalose).

■ Manchmal bleibt nichts anderes übrig, als alle vorliegenden klinischen und klinisch-chemischen Befunde einer „Fourier-Zerlegung" zu unterziehen, wobei wir uns hüten sollten, den Boden unter den Füßen zu verlieren.

Beispiel: Ein Patient wird im diabetischen Koma aufgenommen (Dehydratation, Hyperventilation), pH 7,25, $paCO_2$ 38 mm Hg, $cHCO_3^-$ 16 mmol/l, BE −10 mmol/l. Bei voller respiratorischer Kompensation sollte der $paCO_2$ zwischen 27 und 33 mm Hg liegen. Der Patient hat eine akute eitrige Bronchitis. *Schlußfolgerung:* Aufgrund der obstruktiven Lungenerkrankung liegt eine respiratorisch nicht kompensierte metabolische Azidose vor (Anionenlücke?).

Im Folgenden soll kurz skizziert werden, wie Zweifach- bzw. Dreifachstörungen zustande kommen können, wie schwerwiegend die Kombination ist und welche diagnostischen Hinweise zu finden sind. Zur Interpretation der Blutgasanalyse kann die *Tab. 21* benützt werden. (Sie ergänzt die in den vorherigen Abschnitten tabellierten Signifikanzbereiche und kann leichter in ein Notizbuch eingetragen werden als diese.)

Tab. 21: Vorhersagebereiche für Veränderungen von pCO_2 und $cHCO_3^-$ bei metabolischen und respiratorischen Azidosen und Alkalosen nach [23], leicht modifiziert.

Vorhersagebereich	für den	bei
$1 \; -1,4 \; \cdot \, \Delta HCO_3^-$	$paCO_2$-Abfall	kompensierter metabolischer Azidose
$0,4 \; -0,9 \; \cdot \, \Delta HCO_3^-$	$paCO_2$-Anstieg	kompensierter metabolischer Alkalose
$0,1 \; \cdot \, \Delta pCO_2$	HCO_3^--Anstieg	akuter respiratorischer Azidose
$0,25-0,55 \cdot \, \Delta pCO_2$	HCO_3^--Anstieg	chronisch respiratorischer Azidose
$0,2 \; -0,25 \cdot \, \Delta pCO_2$	HCO_3^--Abfall	akuter respiratorischer Alkalose
$0,4 \; -0,5 \; \cdot \, \Delta pCO_2$	HCO_3^--Abfall	chronisch respiratorischer Alkalose

Beispiel: Bei einer chronisch respiratorischen Azidose sei der $paCO_2$ 67 mm Hg (ausgehend von einem normalen $paCO_2$ von 40 mm Hg, damit Δ $paCO_2$ 27 mm Hg). Bei normaler Kompensation sollte $cHCO_3^-$ zwischen $0,25 \cdot 27 = 7$ und $0,55 \cdot 27 = 15$ mmol/l ansteigen und damit zwischen 31 und 39 mmol/l liegen. Aus der Henderson-Hasselbalch-Gleichung errechnen sich die entsprechenden pH-Werte: 7,29 bis 7,39.

3.3.8.1 Metabolische Azidose plus respiratorische Azidose

Es handelt sich um besonders ausgeprägte Azidosen mit schwerwiegenden intra- und extrazellulären Funktionsstörungen durch die hohe extra- und intrazelluläre aH^+.

Vorkommen: Metabolische Azidosen ohne Möglichkeit zur respiratorischen Kompensation. Diabetische Ketoazidose plus pulmonale Insuffizienz; Asthmatiker mit Hyperkapnie (akut oder chronisch) plus Laktazidose; Herz-Kreislauf-Stillstand; schwerer kardiogener Schock; urämische Azidose plus pulmonale Insuffizienz; maligne Hyperthermie (akute metabolische plus respiratorische Azidose).

Vielfach findet man nur einen geringen $cHCO_3^-$-Abfall, bzw. mäßigen $paCO_2$-Anstieg und doch eine ausgeprägte Azidämie: pH 7,14, $paCO_2$ 55 mm Hg, $cHCO_3^-$ 18 mmol/l. Eine Anionenlücke kann vorhanden sein (Lactat, Ketonkörper).

Die *Therapie* kann auf beide Komponenten der Störung zielen (Atemtherapie, alkalisierende Therapie der metabolischen Azidose).

3.3.8.2 Metabolische Azidose plus metabolische Alkalose

Falls sich gleich ausgeprägte hyperchlorämische Azidose mit potentieller Hyperkalämie und hypochlorämische hypokalämische metabolische Alkalose überlagern, können sämtliche Laborbefunde normal sein. Liegt jetzt eine Störung vor oder nicht? Ist eine Komponente eine Lakt- oder Ketoazidose, haben wir zumindest durch die erhöhte Anionenlücke den Hinweis auf etwas Verborgenes.

Vorkommen: Magensonde, Magensaftverluste (Alkalose) in Kombination mit Niereninsuffizienz, urämischer Azidose, Laktazidose, Ketoazidose (Alkoholiker, verschiedene Intoxikationen).

Bei manchen Formen des unstillbaren Erbrechens (Hyperemesis gravidarum) kann der Flüssigkeitsmangel so ausgeprägt sein, daß sich eine zusätzliche Laktazidose entwickelt. Hier ist wiederum isotone NaCl-Lösung ein geeigneter Flüssigkeitsersatz.

3.3.8.3 Metabolische Azidose plus respiratorische Alkalose

Diese Störung finden wir bei Patienten, die im Rahmen von akuten respiratorischen Insuffizienzen, Lebererkrankungen, beginnender Sepsis hyperventilieren und bei denen sich zusätzlich eine Lakt- oder Ketoazidose entwickelt. Der Atemantrieb erfolgt über das im Rahmen der Kompensation einer metabolischen Azidose zu erwartende Maß hinaus, der $paCO_2$ liegt unterhalb des Vorhersagebereiches.

Beispiel: Patient mit 30% verbrannter Körperoberfläche. Er hyperventiliert aufgrund von Schmerzen und beginnender gramnegativer Sepsis. Es ist nicht bekannt, daß er einen bisher diätetisch behandelten Diabetes mellitus hat, der jetzt entgleist; pH 7,47, $paCO_2$ 20 mm Hg, $cHCO_3^-$ 14 mmol/l. Die respiratorische Alkalose ist stärker ausgeprägt als die metabolische Azidose, so daß ein alkalischer (!) pH resultiert. Eine erhöhte Anionenlücke wird vorhanden sein und Veranlassung geben, Lactat und Ketonkörper zu bestimmen. In vielen Fällen wird der pH annähernd im normalen Bereich sein und eine Therapie der Säuren-Basen-Störung ist unnötig.

3.3.8.4 Metabolische Alkalose plus respiratorische Alkalose

Diese kombinierte Störung ist sehr gefährlich. Sepsis, Lebererkrankungen, akute respiratorische Insuffizienz und andere Formen der pulmonalen Partialinsuffizienz sind mögliche Ursachen der respiratorischen Komponente, Kaliummangel, Diuretikatherapie und Magensaftverluste verursachen die metabolische Alkalose.

Beispiel: Diuretikabedingte Alkalose vorbestehend, es kommt eine beginnende akute respiratorische Insuffizienz hinzu; pH 7,62, $paCO_2$ 40 mm Hg, $cHCO_3^-$ 40 mmol/l. Die metabolische Alkalose ist erkennbar nicht kompensiert, der $paCO_2$ liegt unterhalb des Signifikanzbereiches (46 bis 54 mm Hg) für eine metabolische Alkalose mit einem $cHCO_3^-$ von 40 mmol/l.
Die hohe Letalität dieser kombinierten Störung liegt sicher nicht so sehr in der pH-Verschiebung, als in der Schwere der Grundkrankheiten begründet, die hier zusammenkommen. Eine Therapie der Alkalose ist angezeigt, um die Auswirkungen der pH-Verschiebung auf den Stoffwechsel so gering wie möglich zu halten.

3.3.8.5 Metabolische Alkalose plus respiratorische Azidose

Diese Störung sieht so aus, als sei eine metabolische Alkalose respiratorisch oder eine respiratorische Alkalose metabolisch „besonders gut" kompensiert.

Beispiel: Ein sehr adipöser Patient wird wegen Herzinsuffizienz natriumarm ernährt und diuretisch behandelt. Es entwickelt sich eine metabolische Alkalose. Gleichzeitig besteht ein Pickwick-Syndrom; pH 7,42, $paCO_2$ 68 mm Hg, $cHCO_3^-$ 43 mmol/l. Ausgehend von einer metabolischen Alkalose liegt der $paCO_2$ oberhalb des Vorhersagebereichs (48 bis 57 mm Hg), ausgehend von einer chronisch respiratorischen Azidose (Vorhersagebereich für $cHCO_3^-$ bei normaler Kompensation 31 bis 39 mmol/l) liegt die Bikarbonatkonzentration darüber. Obwohl 2 ernstzunehmende Störungen der Säuren-Basen-Regulation vorhanden sind, ist der extrazelluläre pH „normal".

Falls man jetzt eine der beiden Störungen behandelt, z. B. die respiratorische Azidose durch eine Respiratortherapie, kann sich die metabolische Alkalose demaskieren und eine besonders schwere posthyperkapnische Alkalose resultieren: pH 7,68, $paCO_2$ 35 mm Hg, $cHCO_3^-$ 40 mmol/l.

3.3.8.6 Dreifachstörungen

Es ist in unserer klinischen Laufbahn bisher selten passiert, daß gemischte Säuren-Basen-Störungen bei Patienten diagnostiziert wurden (von maligner Hyperthermie und Herz-Kreislauf-Stillständen einmal abgesehen).

Ist die Überlagerung von metabolischer Azidose, metabolischer Alkalose und respiratorischer Azidose oder respiratorischer Alkalose überhaupt ein klinisches oder nur ein theoretisches Problem? Es ist eine Angelegeheit für Spezialisten, diese Störung zu erkennen, nicht für den praktisch tätigen Arzt, der noch eine Reihe weiterer wesentlicher Probleme zu lösen hat.

Als **Beispiel** mag ein Patient mit Leberzirrhose dienen (respiratorische Alkalose), der unstillbar erbricht (metabolische Alkalose) und aufgrund einer schweren Blutungskomplikation (erosive Gastritis) eine Laktazidose entwikkelt. Vorhersagebereiche und Nomogramme lassen uns im

Stich. Es bleibt nichts anderes übrig, als alle klinischen Symptome zu würdigen, klinisch-chemische Befunde soweit wie möglich zusammenzutragen (Cl^-, $cHCO_3^-$, Anionenlücke, Lactat, Ketonkörper, K^+ u. a.) und am Bett des Patienten ein wenig zu spekulieren und zu diskutieren. Die richtige Diagnose einer solchen Störung muß nicht immer gestellt werden.

4
Spurenelemente

4.1 Was sind Spurenelemente?

Das Wort „Spurenelemente" stammt aus der analytischen Chemie. In Geweben und Körperflüssigkeiten von Mensch und Tier kommen viele Elemente in so geringen Konzentrationen vor, daß sie mit den Methoden der klassischen Analytik nicht exakt bestimmt werden konnten. Sie waren nur in „Spuren" vorhanden.

Erst moderne indirekte Methoden der Spurenanalyse waren in der Lage, Spurenelemente in Körperflüssigkeiten und Geweben bis in den nmol/kg-Bereich quantitativ zu bestimmen.

Alle Elemente, die in der Biosphäre vorkommen, gelangen − wenn auch manchmal in geringsten Mengen − mit Nahrung, Trinkwasser, Atemluft, Infusionslösungen oder Medikamenten in den Organismus und können mit nachweisstarken Analysenmethoden quantitativ bestimmt werden.

Nicht alle diese Elemente werden aber vom Organismus auch benötigt. Spurenelemente, die der Organismus braucht, nennt man *essentiell*. Eine Unterversorgung äußert sich in Form von Spurenelementmangelerkrankungen. Alle anderen, die nicht benötigt werden, sind *akzidentelle* Spurenelemente. Es hängt vom augenblicklichen Stand der wissenschaftlichen Erkenntnis ab, welche Spurenelemente als essentiell und welche als akzidentell angesehen werden.

Eisen, Zink, Kupfer, Cobalt, Molybdän, Selen und Iod sind essentielle Spurenelemente des Menschen. Sie wirken als

Bestandteile von Hormonen (J), Vitaminen (Co), prosthetischen Gruppen (Fe, Cu, Co), Metalloenzymen und Metall-Enzymkomplexen.

Für Silizium, Fluor, Vanadium, Nickel, Zinn, Cadmium, Chrom, Blei und Quecksilber konnte eine entsprechende Funktion bisher nicht gefunden werden, obwohl ihre Wirksamkeit im Tierexperiment (Fütterungsversuche in spurenelementkontrollierten Isolatoren) sichtbar sein soll, d. h., es gelingt Mangelsymptome zu erzeugen, die bei Substitution des Elements verschwinden.

4.2 Funktion essentieller Spurenelemente

Eisen und Kupfer sind Metalle, die in verschiedenen Oxidationsstufen vorkommen. Man nennt diese und andere daher auch *Übergangselemente.* Sie können Elektronen aufnehmen oder abgeben und wirken bei enzymkatalysierten Redoxprozessen mit.

Metallische Spurenelemente bilden aber auch leicht Koordinationsverbindungen (Komplexe, Chelate). Diese bestehen aus einem zentralen Metallkation (Elektronenakzeptor, Lewis-Säure) und mehreren Liganden (Elektronendonore, Lewis-Basen). Handelt es sich bei den Liganden um komplizierte Moleküle (z. B. um Aminosäuren im Proteinverband), so treten zwischen den Liganden Anziehungs- und Abstoßungskräfte auf, die den Komplex „verzerren" und seine Energie steigern. Dies geschieht in Metalloenzymen, prosthetischen Gruppen und Metall-Enzymkomplexen.

Merke: Spurenelemente sind essentiell, wenn ihre chemischen Eigenschaften (Ligandenbindung, Ligandenaustausch, Elektronenaufnahme und -abgabe) von lebenden Systemen genutzt werden.

4.2.1 Metalloenzyme

Es handelt sich um Enzyme oder Enzymsysteme, welche ein Metallkation oder mehrere, die gleich oder verschieden sein können, in stöchiometrischem Verhältnis fest gebunden enthalten.

Werden die Metallionen durch starke Komplexbildner entfernt, so verliert das Enzym seine Aktivität.

In Metalloenzymen erfüllen Metallionen verschiedene **Aufgaben:** Sie sind entweder Teil des aktiven Zentrums und damit direkt an der katalysierten Reaktion beteiligt (Zn^{2+} in der Carboanhydratase), oder sie wirken an der Aufrechterhaltung der aktiven Quartärstruktur mit (2 der 4 Zinkionen in der Alkoholdehydrogenase), oder sie koordinieren katalytische mit regulativen Untereinheiten (Zink in der Aspartattranscarbamylase).

4.2.2 Metall-Enzymkomplexe

Die Assoziation des Metallions an das Enzym ist schwächer und vorübergehend. Das Enzym kann von unterschiedlichen Metallionen aktiviert werden. Zumindest in vitro sind diese austauschbar, ohne daß das Enzym seine Aktivität verliert. Nach völliger Entfernung der Metallionen beobachtet man häufig noch eine beträchtliche Restaktivität. In vitro können Enzyme auch von solchen Metallionen aktiviert werden, die nicht als essentielle Spurenelemente gelten. Hypothetisch könnte ein Metallion im Organismus an Enzymfunktionen beteiligt sein, das völlige Fehlen in der Nahrung müßte aber nicht notwendigerweise zu Mangelerscheinungen führen, da andere Metallionen seine Funktion übernehmen können.

4.2.3 Prosthetische Gruppen

Es handelt sich um Nichtproteinkomponenten eines Enzyms, die für die Enzymwirkung notwendig sind, aber reversibel vom Protein abgetrennt werden können (Hämgruppen, Flavonoide, Cobalamin u. a.). Nahe verwandt dazu sind Häm im Hämoglobin und Myoglobin, an welches Sauerstoff reversibel gebunden werden kann. Dies ist eine der wichtigsten Spurenelementfunktionen im Organismus.

4.3 Spurenelemente in der parenteralen Ernährung

Da Spurenelemente sehr reaktionsfähig sind, führt jede, den Bedarf deutlich übersteigende Zufuhr, sowohl akut als auch chronisch zur Intoxikation. Das Problem der „Hypermetallosen" muß hier aber ausgeklammert werden. Wir verweisen dazu auf die weiterführende Literatur.

Im Folgenden sollen Spurenelemente unter dem Gesichtspunkt „beabsichtigte und unbeabsichtigte Zufuhr" bei Intensivtherapie und parenteraler Ernährung besprochen werden.

4.4 Eisen, Kupfer und Zink: Mengen- oder Spurenelemente?

Die Gesamtmengen von Fe und Zn im Organismus sind vergleichbar. Es ist eine Definitionsfrage, ob man sie überhaupt zu den Spurenelementen rechnet. Für Kupfer ist dies sicher der Fall. Die Plasmakonzentrationen dieser 3 Elemente sind dagegen fast identisch (Fe 10 bis 35 µmol/l, Cu 10 bis 25 µmol/l, Zn 10 bis 15 µmol/l).

Von Eisen, Kupfer und Zink sind Mangelzustände bekannt, was die regelmäßige Zufuhr dieser Elemente bei parenteraler Ernährung notwendig macht.

4.4.1 Eisen

Der Hauptteil des im Körper gefundenen Eisens findet sich in Funktionsproteinen wie Hämoglobin, Myoglobin und in häm- oder flavinhaltigen Enzymsystemen. Die Eisenhomöostase wird durch Speicher- (Ferritin, Hämosiderin) und Transportproteine (Transferrin) geregelt.

Eisenverluste des Organismus entstehen hauptsächlich durch *Blutverluste*. In der operativen Medizin wird Eisen den Patienten häufig in Form von Erythrozytenkonzentraten zugeführt. Bei langdauernder parenteraler Ernährung können die Eisenvorräte allmählich abnehmen. Tägliche Eisenverluste über Niere, Haut und Gastrointestinaltrakt werden auf 10 bis 20 µmol (0,5 bis 1,0 mg) geschätzt. Die tägliche *Eisenzufuhr* sollte daher in dieser Größenordnung liegen. Bei enteralen Ernährungstechniken muß berücksichtigt werden, daß Eisensalze in unterschiedlichem Ausmaß resorbiert werden. Die Bedarfsmenge kann das zehnfache derjenigen bei parenteraler Substitution betragen.

4.4.2 Kupfer

Dieses Metall ist neben Eisen am häufigsten an enzymkatalysierten Redoxprozessen beteiligt. Es kommt in Oxidasen, Hydroxilasen und Dehydrogenasen vor.

Ein *Kupfermangel* ist selten, kann aber bei parenteraler Ernährung vorkommen. Kinder sind häufiger als Erwachsene betroffen.

Das **Kupfermangelsyndrom** hat folgende Symptome:

■ **Knochenmark und Blut:** Anämie, Leukopenie, zellarmes Knochenmark, relativ hohe Anzahl von Sideroblasten und Megaloblasten mit Vakuolisierung des Zytoplasmas. Vorherrschen der frühen Granulopoese, ebenfalls mit vakuolisierten Zellen.

■ **Plasma:** Hypocuprämie (Konzentrationen unter 7 μmol/l), erniedrigtes Coeruloplasmin.

■ **Skelett, Bewegungsapparat:** Verzögertes Knochenwachstum (Kind), reduzierter Muskeltonus, subperiostale Blutungen mit periostalen Reaktionen (Röhrenknochen), dabei schmerzhafte Bewegungseinschränkung und Flexionsstellung der Extremitäten (Pseudoparalyse), Spontanfrakturen, Lockerung der Epiphysenfugen.

■ **Zentralnervensystem:** Gestörte Temperaturregulation, apnoeische Phasen, Krämpfe.

Gefährdet sind vor allem unreife Neugeborene, bei denen die Kupferbeladung der Leber gering ist und eine Nutzung des biliär ausgeschiedenen Kupfers über den enterohepathischen Kreislauf den Bedarf nur kurze Zeit decken kann. Ein schwerer Kupfermangel mit Störungen der Skelettentwicklung wird nur beim Kind beobachtet. Die Störungen der Granulopoese treten früher auf als die sideroachrestische Anämie. Wird diese in Unkenntnis ihrer Ätiologie mit Eisen behandelt, fördert man die Eisenspeicherung im Organismus. *Zink* ist ein Kupferantagonist. Bei kompensiertem Kupfermangel kann dieser durch eine Zinksubstitution ohne gleichzeitige Kupfergabe demaskiert werden.

Mit *gastrointestinalen Flüssigkeitsverlusten* verliert der Organismus größere Kupfermengen. Daran sollte bei parenteral ernährten Patienten mit gastrointestinalen Vor- oder Begleiterkrankungen gedacht werden.

Infusionslösungen wurden wiederholt auf ihren Kupfergehalt untersucht. Einzig Plasmaprotein- und Albuminlösungen enthielten Kupfermengen, die bei regelmäßiger Anwendung den Kupferbedarf decken können. Alle Infusionslösungen zur parenteralen Ernährung hingegen enthalten so wenig Kupfer, daß sie zur Bedarfsdeckung ungeeignet sind, manchmal ist selbst mit nachweisstarken analytischen Verfahren kein Kupfer zu entdecken.

Die Kupfersubstitution bei parenteraler Ernährung ist nicht problemlos, da Kupfer bei Überdosierung sehr toxisch ist. Intravenös zugeführte Kupfermengen, die den Bedarf übersteigen, werden nicht ausgeschieden, sondern im Organismus gespeichert. Für den Erwachsenen gelten 2 bis 8 µmol Cu/Tag (0,1 bis 0,5 mg) als eine ungefährliche Erhaltungsdosis. 8 bis 10 µmol decken auch den erhöhten Bedarf bei zusätzlichen gastrointestinalen Verlusten. Für das Kindesalter werden 0,3 µmol Cu/kg empfohlen.

4.4.3 Zink

Kein anderes Metall wird in so vielen Enzymsystemen gefunden wie Zn^{2+}. Es ist Bestandteil von Dehydrogenasen, Aldolasen, Peptidasen, Phosphatasen, Kinasen sowie DNA- und RNA-Polymerasen.

Zinkmangelsyndrome bei parenteraler Ernährung wurden vielfach beschrieben. Entsprechend den Aufgaben, die Zn^{2+} im Stoffwechsel hat, gibt es kein charakteristisches Symptom für einen Zinkmangel, bestimmte Veränderungen, die regelmäßig vorkommen, liefern jedoch ein typisches Bild:

- **Allgemeinsymptome:** Wachstumsstillstand (Kinder), Gewichtsverlust (Erwachsene und Kinder) bis zur Kachexie, trotz ausreichender Zufuhr von Aminosäuren und Energiesubstraten, Wundheilungsstörungen, Inappetenz, Hypogeusie, testikuläre Atrophie
- **Gastrointestinaltrakt:** Therapieresistente Diarrhöen (oft als Erstsymptom), postoperativ langdauernde Darmatonie
- **Haut- und Schleimhäute:** Trockene bis nässende pustulöse Dermatitis, die perioral oder perinasal beginnen kann und die Umgebung aller Körperöffnungen befällt. Sie breitet sich auf den Stamm und die Streckseiten der Extremitäten sowie die Hand- und Fingerfurchen aus. Die Veränderungen werden auch als schuppend oder ekzematoid beschrieben. Häufig ist die Haut um Fisteln oder sekundär heilende Wunden betroffen. Einzelne Bezirke können zu großen erosiven Arealen zusammenfließen. Meist erst Wochen oder Monate nach dem Erscheinen der Hautsymptome werden Effluvium oder Alopecia areata beobachtet. Das übrigbleibende Haar ist glanzlos und glatt. Ein Wachstumsstillstand der Nägel äußert sich später als Beau-Reillsche Querfurchen. Sämtliche Schleimhäute können Parakeratosen und blande entzündliche Veränderungen aufweisen.

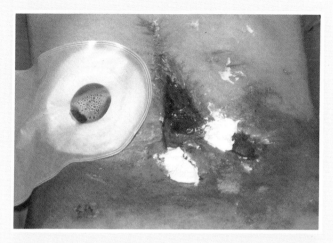

Abb. 4: Sekundär heilende Laparotomiewunde bei einem achtjährigen Mädchen nach multiplen Dünn- und Dickdarmeingriffen. Ein Zinkmangel entwickelte sich unter langdauernder parenteraler Ernährung.

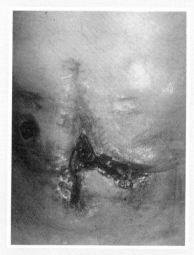

Abb. 5: Zunehmende Granulierung der Laparotomiewunde und Besserung der akrodermatitis-enteropathikaartigen Hautveränderung nach 14tägiger intravenöser Zinksubstitution.

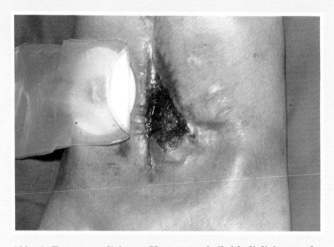

Abb. 6: Fast normalisierter Hautzustand. Epithelialisierung der Laparotomiewunde nach ca. einmonatiger Zinksubstitution.

Abb. 8: Hautveränderungen, trockene, schuppende, gerötete Effloreszensen mit sekundären Kratzeffekten am ganzen Körper mit Bevorzugung der Streckseiten der Extremitäten.

Abb. 9: Subtotale Alopezie als häufiges Symptom eines Zinkmangels.

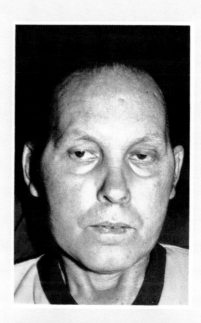

Abb. 7: 46jähriger Patient mit einem Zinkmangelsyndrom, welches sich unter mehrmonatiger parenteraler Ernährung (Kurzdarmsyndrom) entwickelte. Der Gesichtsausdruck spiegelt deutlich depressive Verstimmung, scheues Verhalten und mißtrauische Distanz des Patienten wider (zentralnervöse Symptome eines Zinkmangels).

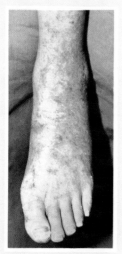

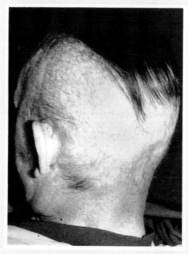

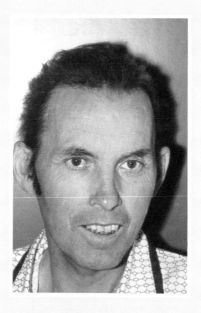

Abb. 10: Unter Substitution von Zinkaspartat verschwindet das Zinkmangelsyndrom völlig. Die Haare sind gewachsen, die Hautveränderungen verschwunden, der Patient verlor sein depressives Wesen und wurde zugänglich und kooperativ.

- **Zentralnervensystem:** Verwirrtheit, Apathie, depressive Verstimmung, nörgeliges, unzufriedenes Wesen, Unruhe, Gereiztheit, Agitiertheit und Photophobie
- **Plasma:** Hypozinkämie (2 bis 4 μmol/l Konzentrationsabfälle, wie sie in Streßsituationen nicht beobachtet werden), Hypoproteinämie, Aktivitätsverminderung der alkalischen Phosphatase, Erniedrigung kurzlebiger Plasmaproteine, wie Albumin, Transferrin und Präalbumin
- **Immunsystem:** Eine Depression der zellulären Immunität (T-Lymphozyten) erleichtert die Keiminvasion über Haut und Schleimhäute und führt zu häufigen Septikämien
- **Urin:** Trotz Hypozinkämie vermehrte Zinkausscheidung im Urin, besonders bei septischen und katabolen Zuständen

Die *Abb. 4* bis *6* zeigen eine *perifokale Dermatitis* um eine sekundär heilende, fistelnde Laparotomiewunde bei einem achtjährigen parenteral ernährten Mädchen, bei dem ein Zinkmangelsyndrom bestand. Nach Zinksubstitution heilten die Hautveränderungen ab und die Wunde granulierte zunehmend.

Die *Abb. 7* bis *10* zeigen einen 46jährigen Patienten mit *Kurzdarmsyndrom,* bei dem ein Zinkmangel unter parenteraler Ernährung auftrat. Eine deutliche Besserung der Symptomatik konnte unter Zinksubstitution beobachtet werden.

Wann eine klinische Symptomatik bei parenteraler Ernährung mit ungenügender Zinkzufuhr auftritt, hängt von verschiedenen Faktoren ab und ist nicht vorauszusagen. Größere Zinkverluste mit lange kompensiertem Zinkmangel treten bei Morbus Crohn, Colitis ulcerosa, Sprue, Zöliakie und anderen Darmerkrankungen auf. Darmsekrete sind zinkreich und bei Durchfällen geht viel Zink verloren. Patienten, die mit Komplexbildnern wie

D-*Penicillamin* (Metalcaptase®, Trolovol®) behandelt werden, scheiden große Zinkmengen renal aus. Schwangerschaft und Wachstumsalter belasten den Zinkhaushalt des Organismus. Langdauernde Katabolie (Trauma, Infektion, Fasten) vermindern die Zinkvorräte des Organismus ebenfalls.

Zinksubstitution bei parenteraler Ernährung

Wenn die Anamnese eines Patienten bis zum Beginn einer Ernährungstherapie nicht darauf hindeutet, daß vorbestehende Verluste eine sofortige Zinkzufuhr notwendig machen, ist eine kurzzeitige parenterale Ernährung (10 bis 14 Tage) ohne Zinksubstitution vertretbar. Die tägliche Zufuhr von 1 µmol Zn/kg (3 bis 5 mg/Tag) decken den Basisbedarf eines Erwachsenen. Wenn größere gastrointestinale Flüssigkeitsverluste bestehen, eine längere Darmerkrankung oder eine Behandlung mit D-Penicillamin vorausgingen sowie nach anhaltenden katabolen Zuständen, sollten 3 µmol/kg (10 bis 15 mg) zugeführt werden. Unter diesen Umständen sollte die Zinksubstitution mit Beginn der parenteralen Ernährung einsetzen. In der *Pädiatrie* gelten 4 bis 5 µmol Zn/kg als optimale Zufuhrmenge.

Eine routinemäßige *Kontrolle* der Zinkkonzentration in Serum oder Urin ist bei diesem Vorgehen nicht notwendig. Bei *Niereninsuffizienz* ist Vorsicht geboten und eine Zinkzufuhr nur bei regelmäßig dialysierten Patienten vertretbar. Bei unsachgemäßer Herstellung und Anwendung von Zinkpräparaten sind tödliche Überdosierungen möglich, weswegen industriell vorgefertigte Lösungen bevorzugt werden sollten.

4.5 Andere Spurenelemente

4.5.1 Chrom

Die Hypothese, daß eine Koordinationsverbindung aus Cr^{3+} und 6 organischen Liganden, als *Glucosetoleranzfaktor* (GTF) in die Literatur eingegangen, die Insulinwirksamkeit am Insulinrezeptor oder im intrazellulären Kompartment unterstützt, ist noch unbewiesen

Zur Diskussion, ob und in welcher Größenordnung Chrom bei kompletter, parenteraler Ernährung substituiert werden soll, um mögliche Mangelerscheinungen zu vermeiden, wird folgende Hypothese zugrunde gelegt:

Chrom ist ein für den Menschen vermutlich essentielles Spurenelement. Der tägliche endogene Bedarf beträgt ca. 10 bis 20 nmol (0,5 bis 1 µg). Bei langdauernder parenteraler Ernährung ohne ausreichende Chromzufuhr kann ein Mangelsyndrom auftreten, wobei gestörte Verwertung exogen zugeführter Glucose, periphere Neuropathie, Gewichtsverlust, Enzephalopathie und Serumkonzentrationen unterhalb der gerade geltenden Referenzwerte beschrieben wurden. Wenn man Chrom bei parenteraler Ernährung substituieren will, um solche hypothetischen Mangelerscheinungen zu vermeiden, so erscheint eine Substitution von 20 nmol/Tag (1µg) ausreichend.

Chromkonzentrationen verschiedener Elektrolyt-, Kohlenhydrat-, und Proteinlösungen liegen zwischen 0,02 und 2 µmol/l. Es ist in der Praxis unvermeidbar, einem parenteral ernährten Patienten unbeabsichtigt weniger als 10 bis

20 nmol Cr pro Tag zuzuführen, so daß ein Chrommangel-
syndrom bei parenteraler Ernährung kaum vorstellbar ist.

4.5.2 Selen

Dieses Spurenelement ist Bestandteil der Glutathionper-
oxidase. Das Enzym gehört neben den Vitaminen A und E
sowie den Superoxiddismutasen zu den antioxidativen
Schutzmechanismen des Organismus. Es wird vermutet,
daß Selen auch in andern Enzymsystemen vorkommt.

Es wurden bisher vereinzelt Selenmangelzustände bei
parenteraler Ernährung beschrieben, bei denen Kardio-
myopathie und Myopathie der Skelettmuskulatur auftra-
ten, die auf Selensubstitution reversibel waren. Selenkonzentrationen in Plasma und Erythrozyten sowie die Aktivität der Erythrozyten-Glutathionperoxidase waren erniedrigt und stiegen während der Substitution an.

Um einen *Selenmangel* zu erkennen, eignet sich die
Bestimmung der schneller reagierenden Selenkonzentra-
tion im Serum besser, als die der Glutathionperoxidase-
aktivität oder des Selengehalts der Erythrozyten.

Selenkonzentrationen unter 0,2 μmol/l (ca. 15 μg/l) deu-
ten auf eine Selenminderversorgung hin. Wird Selen bei
parenteraler Ernährung regelmäßig intravenös zugeführt,
so sind 0,4 μmol/Tag (ca. 30 μg) ausreichend. Bei Patienten
mit klinisch manifestem Selenmangel wurden 1,3 μmol
(100 μg) Se/Tag intravenös substituiert. Andere Unter-
sucher führten größere Selenmengen (5 μmol) oral zu. Im
Kindesalter werden 25 bis 40 nmol/kg (ca. 2 bis 3 μg/kg)
angegeben.

4.5.3 Mangan

Bis heute sind keine Manganmangelsymptome beim Menschen beschrieben worden. Die geringen Mengen, die der Organismus von diesem Element benötigt, werden offensichtlich auch bei Ernährungs- oder Resorptionsstörungen aufgenommen. Das Element wird vorwiegend über Galle, Pankreassekret und Dünndarmsekret ausgeschieden. Renale Verluste sind unter physiologischen Bedingungen zu vernachlässigen. Empfehlungen zur täglichen Mangansubstitution bei parenteraler Ernährung liegen zwischen 0,1 und 0,6 µmol/kg. Eine Manganspeicherung der fetalen Leber wurde bisher nicht nachgewiesen, so daß Neugeborene keine Manganreserven haben. Die sehr unterschiedlichen Mangankonzentrationen in allen bisher untersuchten Infusionslösungen machen eine Schätzung der Manganzufuhr bei parenteraler Ernährung nahezu unmöglich.

4.5.4 Cobalt

Obwohl Co^{2+} eine große Anzahl von Enzymen unspezifisch aktivieren kann, hat das Element nur im Vitamin B_{12} seine physiologische Funktion. Die Cobaltsubstitution bei parenteraler Ernährung erfolgt als Cobalamin.

4.5.5 Molybdän

Ein Molybdänmangelsyndrom des Menschen ist bis heute unbekannt. Die intravenöse Zufuhr von 0,2 µmol/Tag soll den geschätzten Bedarf eines Erwachsenen decken.

4.5.6 Aluminium, Blei, Cadmium, Fluor, Nickel, Silizium, Vanadium und Zinn

Dies sind Spurenelemente, deren essentieller Charakter hypothetisch ist. Empfehlungen zur Substitution bei parenteraler Ernährung können nicht gegeben werden.

4.6 Beabsichtigte und unbeabsichtigte Spurenelementzufuhr bei parenteraler Ernährung

Nährlösungen zur intravenösen Anwendung sind aus hochgereinigten Bausteinen (Wasser, Kohlenhydrate, Fette, Salze, Aminosäuren) zusammengesetzt. Spurenelemente kommen ubiquitär in der Umwelt vor und gelangen akzidentell beim Produktionsprozeß quasi zufällig in diese Nährlösungen hinein. Es bleibt die Frage offen, ob dem Organismus mit solchen „Verunreinigungen" auch gedient ist. Zum einen können essentielle Spurenelemente in unzureichender Menge vorhanden sein (Zink, Eisen, Kupfer, Iod), zum anderen führt man auf diesem Weg sicher Elemente zu, die nicht essentiell sind.

Tabelle 22 ist ein Versuch, den Spurenelementbedarf bei parenteraler Ernährung, wie er sich aus der Literatur und eigenen Untersuchungen ergibt, übersichtlich darzustellen.

Um Meßergebnisse von Spurenanalysen interpretieren zu können, muß man wissen, daß die entsprechenden Verfahren bei verschiedenen Fragestellungen in der Nähe der Nachweisgrenze arbeiten. Dies gilt besonders für Messungen „normaler" Spurenelementkonzentrationen in Serum und Urin. Es ist bezeichnend, daß „Normalwerte" von Spurenelementen desto niedriger wurden, je weiter die Nachweisgrenze von Analysenverfahren durch verbesserte Techniken nach unten gedrückt wurde. Dies heißt, daß früher häufig Verunreinigungen, die ein Vielfaches über den

natürlich vorkommenden Spurenelementkonzentrationen
lagen, für „wahre Werte" gehalten wurden und daß sich auf
diesen falschen Analysen auch Vorstellungen über biologische Funktionen von Spurenelementen gründeten.

Spurenanalytik in biologischem Material beginnt bei der
Probengewinnung. Die Aufbewahrung von Serum und Urin
in nichtdefinierten Gefäßen macht eine spätere Spurenanalyse häufig „nichtinterpretierbar". Wenn bei einem
Patienten Körperflüssigkeiten oder Gewebe auf Spurenelemente untersucht werden sollen, so wird man sich vorher mit dem Untersuchungslabor in Verbindung setzen
und Abnahme, Aufbewahrung und Versand der Probe
besprechen. Die beste Spurenanalyse ist nichts wert, wenn
eine Probe verunreinigt ist. Wenn der Analytiker das „Pro-
benschicksal" nicht sehr genau verfolgen kann, sollte er
keine Zeit an die Spurenanalyse eines Untersuchungs-
materials verschwenden.

Tab. 22: Spurenelementbedarf bei parenteraler Ernährung.

| Element | Erwachsene (μmol/Tag) | | Kinder (μmol/kg und Tag) |
	Basisbedarf	Erhöhter Bedarf	
Zn	50−75	150−250	1
Fe	10−20	35− 70	2
Cu	2− 8	15− 75	0,3
Mn	6− 7	10− 40	0,5
Mo	0,2		
Se	0,4		0,04
Cr	0,02		0,01
J	1		

Toxikologische Fragen sind daher viel leichter zu beant-
worten als solche, die sich mit der Versorgung parenteral
ernährter Patienten mit essentiellen Spurenelementen
beschäftigen.

Nach unseren Ausführungen ist es verständlich, daß die
Bilanzierung von Spurenelementen bei parenteral ernährten Patienten unsicher und mit einem nicht zu vertreten-
den Aufwand verbunden ist. Da überschüssig zugeführte
Spurenelemente im Organismus spezifisch an Bindungs-
proteine und unspezifisch an jedes Eiweißmolekül gebunden werden können, sagen positive Bilanzen nichts über
den aktuellen Bedarf aus. Täglich zugeführt, können alle
Metalle im Organismus kumulieren, ohne daß dies an veränderten Serumkonzentrationen zu bemerken ist. Mangelerscheinungen können ebenfalls auftreten, wenn die Plasmakonzentrationen noch im unteren Referenzbereich liegen. Regelmäßige Messungen von Spurenelementen in
Körperflüssigkeiten können somit unterbleiben.

5
Literaturverzeichnis

5.1 Flüssigkeitsstatus

[1] Abramow M, Cogan E (1984) Clinical aspects and pathophysiology of diuretic-induced hyponatremia. Adv Nephrol 13:1–28.

[2] Addleman M, Pollard A, Grossman RF (1985) Survival after severe hypernatremia due to salt ingestion by an adult. Am J Med 78:176–178.

[3] Al-Mufti HI, Arieff AI (1985) Captopril-induced hyponatremia with irreversible neurologic damage. Am J Med 79:769–771.

[4] Anderson RJ, Chung HM, Kluge R, Schrier RW (1985) Hyponatremia: A prospective analysis of its epidemiology and the pathogenetic role of vasopressin. Ann Intern Med 102:164–168.

[5] Andersson B (1977) Regulation of body fluids. Ann Rev Physiol 39:185–200.

[6] Appel PL, Shoemaker WC (1981) Evaluation of fluid therapy in adult respiratory failure. Crit Care Med 9:862–869.

[7] Arendt RM, Gerbes AI (1986) Atrialer natriuretischer Faktor. Die endokrine Funktion des Herzens. Dtsch Med Wschr 111:1849–1855.

[8] Arieff AI (1981) Rapid correction of hyponatremia: cause of pontine myelinolysis. Am J Med 71:846–847

[9] Arieff AI (1986) Hyponatremia, convulsions, respiratory arrest, and permanent brain damage after elective surgery in healthy women. N Engl J Med 314:1529–1535.

[10] Ashouri OS (1986) Severe diuretic-induced hyponatremia in the elderly. A series of eight patients. Arch Intern Med 146:1355–1357.

[11] Ashraf N, Locksley R, Arieff AI (1981) Thiazide-induced hyponatremia associated with death or neurologic damage in outpatients. Am J Med 70:1163–1168.

[12] Atlas SA, Kleinert HD, Camargo MJ, Januszewicz A, Sealey JE, Laragh JH, Schilling JW, Lewicki JA, Johnson LK, Maack T (1984) Purification, sequencing and synthesis of natriuretic and vasoactive rat atrial peptide. Nature 309:717–719.

[13] Atlas SA, Laragh JH (1986) Atrial natriuretic peptide: a new factor in hormonal control of blood pressure and electrolyte homeostasis. Ann Rev Med 37:397–414.

[14] Ayus JC, Krothapalli RK, Arieff AI (1985) Changing concepts in treatment of severe symptomatic hyponatremia. Rapid correction and possible relation to central pontine myelosis. Am J Med 78:897–902.

[15] Ayus JC, Olivero JJ, Frommer JP (1982) Rapid correction of severe hyponatremia with intravenous hypertonic solution. Am J Med 72:43–48.

[16] Baran D, Hutchinson TA (1984) The outcome of hyponatremia in a general hospital population. Clin Nephrol 22:72–76.

[17] Bartter FC (1980) Clinical problems of potassium metabolism. Contr Nephrol 21:115–122.

[18] Bartter FC, Schwartz WB (1967) The syndrome of inappropriate secretion of antidiuretic hormone. Am J Med 42:790–806.

[19] Bichet DG, van Putten VJ, Schrier RW (1982) Potential role of increased sympathetic activity in impaired sodium and water excretion in cirrhosis. N Engl J Med 307:1552–1557.

[20] Bivins BA, Hyde GL, Sachatello CR, Griffen WO (1982) Physiopathology and management of hyperosmolar hyperglycemic nonketotic dehydration. Surg Gynecol Obstet 154:534–540.

[21] Brandley SE (1980) The pathophysiology of hypoproteinemic edema. Contr Nephrol 21:75–80.

[22] Brown R, Babcock R, Talbert J, Gruenberg J, Czurak C, Campbell M (1980) Renal function in critically ill postoperative patients: sequential assessment of creatinine osmolar and free water clearance. Crit Care Med 8:68–72.

[23] Buckley BM, Broughton PMG, Russell LJ, Carter TJN (1984) New ways with old ions. Ann Clin Biochem 21:75–77.

[24] Burn J, Gill GV (1979) „Pseudonormonatraemia" (short reports). Brit Med J 2:1110–1111.

[25] Burn J, Williams WDC (1978) The effects of insulin glucose administration in fulminant hepatic failure. Intens Care Med 4:133–136.

[26] Chan YL (1980) Adrenergic control of bicarbonate absorption in the proximal convoluted tubule of the rat kidney. Pflügers Arch 388:159–164.

[27] Chung HM, Kluge R, Schrier RW, Anderson RJ (1986) Postoperative hyponatremia. A prospective study. Arch Intern Med 146:333–336.

[28] Civetta JM (1979) A new look at the Starling equation. Crit Care Med 7:84–91.

[29] Cogan E, Abramow M (1986) Transient hyperthyroxinemia in symptomatic hyponatremic patients. Arch Intern Med 146:545–547.

[30] Dandona P, Fonseca V, Baron DN (1985) Hypoalbuminaemic hyponatraemia: a new syndrome? Br Med J 291:1253–1255.

[31] Davis JO (1980) The pathogenesis of peripheral cardiac edema. Contr Nephrol 21:68–74.

[32] Davis JO, Freeman RH (1976) Mechanisms regulating renin release. Physiol Rev 56:1–56.

[33] De Fronzo RA, Thier SO (1980) Pathophysiologic approach to hyponatremia. Arch Intern Med 140:897–902.

[34] Devynck MA, Pernollet MG, Rosenfeld JB, Meyer P (1983) Measurement of digitalis-like compound in plasma: application in studies of essential hypertension. Brit Med J 287:631–634.

[35] Deysine M, Stein S (1980) Albumin shifts across the extracellular space secondary to experimental infections. Surg Gynecol Obstet 151:617–620.

[36] DiBona GF (1977) Neurogenic regulation on renal tubular sodium reabsorption. Am J Physiol 233 (2):F73–F81.

[37] DiBona GF (1985) Neural regulation of renal tubular sodium reabsorption and renin secretion. Fed Proc 44:2816–2822.

[38] Documenta Geigy (1968) Wissenschaftliche Tabellen. JR Geigy AG, Pharma Basel.

[39] Dominguez de Villota E, Cavanilles JM, Stein L, Shubin H, Weil MH (1973) Hyperosmolal crisis following infusion of hypertonic sodium chloride for purposes of therapeutic abortion. Am J Med 55:116–122.

[40] Editorial (1974) Sick cells and hyponatremia (leading article). Lancet 1:342–343.

[41] Editorial (1978) Hyponatraemia. Lancet 1:642–644.

[42] Espinel CH (1976) The FE_{Na}-Test. Use in the differential diagnosis of acute renal failure. J Am Med Ass 236:579–581.

[43] Espinel CH, Gregory AW (1980) Differential diagnosis of acute renal failure. Clin Nephrol 13:73–77.

[44] Farber MO, Weinberger MH, Robertson GL, Fineberg NS, Manfredi FM (1984) Hormonal abnormalities affecting sodium and water balance in acute respiratory failure due to chronic obstructive lung disease. Chest 85:49–54.

[45] Farley PC, Lau KY, Suba S (1986) Severe hypernatremia in a patient with psychiatric illness. Arch Intern Med 146:1214–1215.

[46] Feeney JG (1982) Water intoxication and oxytocin. Brit Med J 285:243–244.

[47] Feig PU, McCurdy DK (1977) The hypertonic state. N Engl J Med 297:1444–1454.

[48] Finsterer U, Kellermann W, Jensen U, Beyer A, Unertl K, Butz A, Ciossek D, Summa Y (1984) Monitoring der Nierenfunktion. In: Peter K, Lawin P, Jesch F (eds) Organversagen während Intensivtherapie, pp 87–100. Thieme: Stuttgart, New York.

[49] Fishman MC (1979) Endogenous digitalis-like activity in mammalian brain. Proc Natl Acad Sci 76:4661–4663.

[50] Flear CT, Gill GV, Burn J (1981) Hyponatraemia: mechanisms and management. Lancet 2:26–31.

[51] Fouad FM, Tadenia-Home L, Bravo EL, Tarazi RC (1986) Idiopathic hypovolemia. Ann Intern Med 104:298–303.

[52] Francis GS (1986) Sodium and water excretion in heart failure: Efficacy of treatment has surpassed knowledge of pathophysiology. Ann Intern Med 105:272–274.

[53] Gauer OH (1972) Kreislauf des Blutes. In: Gauer OH, Kramer K, Jung R (Reihenhrsg) Physiologie des Menschen: Herz und Kreislauf (Trautwein W, Gauer OH, Koepchen HP (Bandhrsg). Urban & Schwarzenberg: München, Berlin, Wien 3:81-326.

[54] Gauer OH, Crone C, Guyton AC, Hammersen F, Laurent TC, Zweifach BW (eds) (1972) Proceedings of a symposium on capillary exchange and the interstitial space. Pflügers Arch, 336 Suppl.

[55] Gauer OH, Henry JP (1976) Neurohormonal control of plasma volume. Intern Rev Physiol 9:145-190.

[56] Gauer OH, Henry JP, Behn C (1970) The regulation of extracellular fluid volume. Ann Rev Physiol 32:547-595.

[57] Gennari FJ (1984) Serum osmolality. Uses and limitations. N Engl J Med 310:102-105.

[58] Gill JR (1980) Bartter's syndrome. Ann Rev Med 31:405-419.

[59] Gilles R (1980) Mechanisms of volume regulation and control of the level of intracellular osmotic effectors. J Parent Ent Nutr 4:121-130.

[60] Gillum DM, Linas SL (1984) Water intoxication in a psychotic patient with normal renal water excretion. Am J Med 77: 773-774.

[61] Glasser L, Sternglanz PD, Combie J, Robinson A (1973) Serum osmolality and its applicability to drug overdose. Am J Clin Path 60:695-699.

[62] Goldszer RC, Coodley EL (1979) Survival with severe hypernatremia. Arch Intern Med 139:936-937.

[63] Graber ML, Bengele HH, Mroz E, Lechene C, Alexander EA (1981) Acute metabolic acidosis augments collecting duct acidification rate in the rat. Am J Physiol 241:F669-F676.

[64] Graves SW, Brown B, Valdes R (1983) An endogenous digoxin-like substance in patients with renal impairment. Ann Intern Med 99:604-608.

[65] Gross P, Rascher W, Ritz E (1982) Diagnose und Differentialdiagnose der Hyponatriämie. Dtsch Med Wschr 107:1766-1769.

[66] Gross P, Rascher W, Ritz E (1982) Therapie der Hyponatriämie. Dtsch Med Wschr 107:1770-1771.

[67] Grossman RA (1981) Oliguria and acute renal failure. Med Clin N Am 65:413-427.

[68] Gruber KA, Whitaker JM, Buckalew VM (1980) Endogenous digitalis-like substance in plasma of volume-expanded dogs. Nature 287:743-745.

[69] Guyton AC, Young DB, Manning RD, Pan YJ, Kastner PR (1980) An overview of water and electrolyte distribution in the body. Contr Nephrol 21:6-9.

[70] Halter JB, Goldberg AP, Robertson GL, Porte D (1977) Selective osmoreceptor dysfunction in the syndrome of chronic hypernatremia. J Clin Endocrinol Metab 44:609-616.

[71] Hamlyn JM, Ringel R, Schaeffer J, Levinson PD, Hamilton BP,

Kowarski AA, Blaustein MP (1982) A circulating inhibitor of (Na^++K^+) ATPase associated with essential hypertension. Nature 300:650–652.

[72] Hammond DN, Moll GW, Robertson GL, Chelmicka-Schorr E (1986) Hypodipsic hypernatremia with normal osmoregulation of vasopressin. N Engl J Med 315:433–436.

[73] Haupert GT, Sancho JM (1979) Sodium transport inhibitor from bovine hypothalamus. Proc Natl Acad Sci USA 76:4658–4660.

[74] Holleman AF, Wiberg E (1964) Lehrbuch der anorganischen Chemie. Walter de Gruyter & Co.: Berlin.

[75] Hricik DE (1985) Captopril-induced renal insufficiency and the role of sodium balance. Arch Intern Med 103:222–223.

[76] Irsigler K, Kaspar L, Bruneder H, Lageder H (1977) Kein freies Wasser bei der Therapie des „Coma diabeticum hyperosmolare"! Dtsch Med Wschr 102:1655–1661.

[77] Itzkovitch D, Brauman H, Gregoire F, Staroukine M, Abramov M (1980) Assessment of a plasma ADH radioimmunoassay in experimental and physiologic or pathologic conditions. Horm Metab Res 12:111–116.

[78] Jamieson MJ (1985) Hyponatraemia. Br Med J 290:1723–1728

[79] Johnson MD, Park CS, Malvin RL (1977) Antidiuretic hormone and the distribution of renal cortical blood flow. Am J Physiol 232 (2):F111–F116.

[80] Johnston JG, Robertson WO (1977) Fatal ingestion of table salt by an adult. West J Med 126:141–143.

[81] Kapadia CR, Chan STF, Johnson AW, Radcliffe AG, Dudely HAF (1983) The hourly pattern of urine solute and electrolyte excretion following standard surgical trauma. Brit J Surg 70:286–289.

[82] Kennedy PGE, Mitchell DM, Hoffbrand BI (1978) Severe hyponatraemia in hospital inpatients. Br Med J 2:1251–1253.

[83] Kirsch K,Gauer OH (1980) Identifikation of receptor groups. Concept of two interacting volume control systems. J Parent Ent Nutr 4:71–76.

[84] Knock CA, Wardener HE (1980) Evidence in vivo for a circulating natriuretic substance in rats after expanding the blood volume. Clin Sci 59:411–424.

[85] Kokko JP (1984) Site and mechanism of action of diuretics. Am J Med 77 (Suppl 5A):11–17.

[86] Kopp U, Aurell M, Nilsson IM, Ablad B (1980) The role of beta-1-adrenoceptors in the renin release response to graded renal sympathetic nerve stimulation. Pflügers Arch 387:107–113.

[87] Kott E, Marcus Y (1985) Acute brain edema due to water loading in a young woman. Eur Neurol 24:221–224.

[88] Kropp RM, Schwartz JF (1982) Water intoxication from swimming. J Pediat 101:947–948.

[89] Laureno R (1981) Rapid correction of hyponatremia:cause of pontine myelinolysis? Am J Med 71:846.

[90]   Laureno R (1983) Central pontine myelinolysis following rapid correction of hyponatremia. Ann Neurol 13:232–242.

[91]   Lewis FR, Transbaugh RF, Christensen J, Elings VB (1984) Determinanten des Lungenödems nach größerem Trauma. In: Peter K, Lawin P, Jesch F (eds) Organversagen während Intensivtherapie, pp 52–61. Thieme:Stuttgart, New York.

[92]   Lichtenstein D, Samuelov S (1982) Membrane potential changes induced by the oubain-like compound extracted from mammalian brain. Proc Natl Acad Sci 79:1453–1456.

[93]   Lowe RJ, Moss GS, Jilek J, Levine HD (1979) Crystalloid versus colloid in the etiology of pulmonary failure after trauma – a randomized trial in man. Crit Care Med 7:107–112.

[94]   Lucas CE, Weaver D, Higgins RF, Ledgerwood AM, Johnson SD, Bouwman DL (1978) Effects of albumin versus non-albumin resuscitation on plasma volume and renal excretory function. J Trauma 18:564–570.

[95]   Maack T, Marion DN, Camargo MJF, Kleinert HD, Laragh JH, Vaughan ED, Atlas SA (1984) Effects of auriculin (atrial natriuretic factor) on blood pressure, renal function, and the renin-aldosterone system in dogs. Am J Med 77:1069–1075.

[96]   Macknight ADC, Leaf A (1977) Regulation of cellular volume. Physiol Rev 57:510–573.

[97]   Mathiesen O, Monclair T, Holdaas H, Kiil F (1978) Bicarbonate as a mediator of proximal tubular NaCl reabsorption and glomerulotubular balance. Scand J Clin Lab Invest 38:7–17.

[98]   Mattar JA, Weil MH, Shubin H, Stein L (1974) Cardiac arrest in the critically ill. II. Hyperosmolal states following cardiac arrest. Am J Med 56:162–168.

[99]   Mettauer B, Rouleau JL, Bichet D, Juneau C, Kortas C, Barjon JN, Champlain J (1986) Sodium and water excretion abnormalities in congestive heart failure. Determinant factors and clinical implications. Ann Intern Med 105:161–167.

[100]   Miller ED (1984) Renal effects of dopamine. Anesthesiology 61:487–488.

[101]   Misono KS, Fukumi H, Grammer RT, Inagami T (1984) Rat atrial natriuretic factor: complete amino acid sequence and disulfide linkage essential for biological activity. Biochem Biophys Res Com 119:524–529.

[102]   Moeller H (1986) Das atriale natriuretische Peptid. Dtsch Med Wschr 111:226–228

[103]   Morgan DB, Thomas TH (1979) Water balance and hyponatremia. Clin Sci 56:517–522

[104]   Moses AM, Miller M (1974) Drug-induced dilutional hyponatriemia. N Engl J Med 291:1234–1239.

[105]   Narins RG (1986) Therapy of hyponatremia. Does haste make waste? N Engl J Med 314:1573–1575.

[106]   Narins RG, Jones ER, Stom MC, Rudnick MR, Bastl CP (1982) Diagnostic strategies in disorders of fluid, electrolyte and acid-base homeostasis. Am J Med 72:496–520.

[107] Needleman P, Greenwald JE (1986) Atriopeptin:A cardiac hormone intimately involved in fluid, electrolyte, and blood-pressure homeostasis. N Engl J Med 314:828–834.

[108] Nielsen CM, Engell HC (1986) The importance of plasma colloid osmotic pressure for interstitial fluid volume and fluid balance after elective abdominal vascular surgery. Ann Surg 203:25–29.

[109] Norenberg MD, Papendick RE (1984) Chronicity of hyponatremia as a fator in experimental myelinolysis. Ann Neurol 15:544–547.

[110] O'Rahilly S (1985) Secretion of antidiuretic hormone in hyponatraemia: not always "inapropriate". Br Med J 290:1803–1804.

[111] Osei K, Falko JM (1986) Chronic hyponatremia associated with diabetic amyotrophy. Arch Intern Med 146:534–536.

[112] Raine AEG, Erne P, Bürgisser E, Müller FB, Bolli P, Burkart F, Bühler FR (1986) Atrial natriuretic peptide and atrial pressure in patients with congestive heart failure. N Engl J Med 315:533–537.

[113] Reubi FC (1980) Hemodynamic changes in isotonic dehydration. Contr Nephrol 21:55–61.

[114] Robertson GL (1980) Control of the posterior pituitary and antidiuretic hormone secretion. Contr Nephrol 21:33–40.

[115] Robertson GL, Athar S (1976) The interaction of blood osmolality and blood volume in regulating plasma vasopressin in man. J Clin Endocrinol Metab 42:613–620.

[116] Robertson GL, Aycinea P, Zerbe RL (1982) Neurogenic disorders of osmoregulation. Am J Med 72:339–353.

[117] Robin ED, Carey LC, Grenvik A, Glauser F, Gaudio R (1972) Capillary leak syndrome with pulmonary edema. Arch Intern Med 130:66–71.

[118] Robinson AG, Loeb JN (1971) Ethanol ingestion – commonest cause of elevated plasma osmolality? N Engl J Med 284:1253–1255.

[119] Rossi NF, Schrier RW (1986) Role of arginine vasopressin in regulation of systemic arterial pressure. Ann Rev Med 37:13–20.

[120] Rüdel R (1985) The pathophysiologic basis of the myotonias and the periodic paralyses. In: Engel AG, Benker BQ (eds) Myology, pp 1297–1311. McGraw – Hill Book Company: New York.

[121] Rymer MM, Fisman RA (1973) Protective adaption of brain to water intoxication. Arch Neurol 28:49–54.

[122] Scherbaum WA (1983) Neue Erkenntnisse zur Ausschüttung und Wirkung von Vasopression und Oxytocin. Dtsch Med Wschr 108:1970–1975.

[123] Scherer R, Schoeppner H, Lawin P (1982) Das Renin-Angiotensin-System und seine Bedeutung für Anästhesie und operativen Eingriff. Eine Übersicht – Teil 1. Anästh Intensivmed 23:425–430.

[124] Schrier RW, Goldberg JP (1980) The physiology of vasopressin release and the pathogenesis of impaired water excretion in adrenal, thyroid, and edematous disorders. Yale J Biol Med 53:525–541.

[125] Schrier RW, Szatalowicz VL (1980) Disorders of water metabolism. Contr Nephrol 21:48–54.

[126] Schuster HP (1984) Volumentherapie während Intensivmedizin. In: Peter K, Lawin P, Jesch F (eds) Organversagen während Intensivtherapie, pp 68–74. Thieme: Stuttgart, New York.

[127] Selye H (1946) The general adaptation syndrome and the diseases of adaptation. J Clin Endocrinol 6:117–230.

[128] Shilio L, Shapiro MS, Dolev S, Shenkman L (1985) Endogenous digoxin-like material in patients with liver disease (letter). Ann Intern Med 103:643.

[129] Skillman JJ, Restall DS, Salzmann EW (1975) Randomized trial of albumin vs. electrolyte solutions during abdominal aortic operations. Surgery 78:291–303.

[130] Stalcup SA, Lipset JS, Legant PM, Leuenberger PJ, Mellins RB (1979) Inhibition of converting enzyme activity by acute hypoxia in dogs. J Appl Physiol 46:227–234.

[131] Staub NC (1978) Pulmonary edema due to increased microvascular permeability to fluid and protein. Circ Res 43:143–151.

[132] Stothert JC, Carrico CJ (1981) Fluid therapy in adult respiratory distress syndrome: a pathophysiologic approach. Semin Resp Med (NY) 2:109–113.

[133] Stumpe KO, Overlack A, Kolloch R (1984) ACE-Hemmung: ein pathophyologisch begründetes Konzept zur Therapie der Hypertonie und der Herzinsuffizienz. Dtsch Med Wschr 109:1295–1299.

[134] Sturm JA, Oestern HJ, Kant CJ (1982) Volumentherapie bei der Sepsis. Der Einsatz von kristalloiden Lösungen. In: Lawin P, Peter K, Hartenauer U (eds) Infektion – Sepsis – Peritonitis, pp 373–404. Thieme: Stuttgart, New York.

[135] Swanson LW, Sawchenko PE (1980) Paraventricular nucleus: A site for integration of neuroendocrine and autonomic mechanisms. Neuroendocrinology 31:410–417.

[136] Szatalowicz VL, Miller PD, Lacher JW, Gordon JA, Schrier RW (1982) Comparative effect of diuretics on renal water excretion in hyponatraemic oedematous disorders. Clin Sci 62:235–238.

[137] Thier SO (1986) Potassium physiology. Am J Med (Suppl. 4A) 80:3–7.

[138] Thomas TH, Morgan DB (1979) Post-surgical hyponatraemia: the role of intravenous fluids and arginine vasopressin. Brit J Surg 66:540–542.

[139] Thomas TH, Morgan DB, Swaminathan R, Ball SG, Lee MR (1978) Severe hyponatraemia. A study of 17 patients. Lancet 1:621–624.

[140] Tindall SF, Clark RG (1981) The influence of high and low sodium intakes on postoperative antidiuresis. Brit J Surg 68:639–644.

[141] Transbaugh RF, Lewis F, Christensen JM, Elings VB (1980) Lung water changes after thermal injury. The effects of crystalloid resuscitation and sepsis. Ann Surg 192:479–490.

[142] Truniger B (1971) Wasser- und Elektrolythaushalt. Thieme: Stuttgart.

[143] Ullrich KJ, Papavassiliou F (1981) Bicarbonate reabsorption in the papillary collecting duct of rats. Pflügers Arch 389:271–275.

[144] Uribarri J, Oh MS, Carroll HJ (1983) Salt-losing nephropathy. Clinical presentation and mechanisms. Am J Nephrol 3:193–198.

[145] Virgilio RW, Rice CL, Smith DE, James DR, Zarins CK, Hobelmann CF, Peters RM (1979) Crystalloid vs. colloid resuscitation: Is one better? Surgery 85:129–139.

[146] Wardener HE de, MacGregor GA (1980) The natriuretic hormone and hypertension. Contr Nephrol 21:81–87.

[147] Weaver DW, Ledgerwood AM, Lucas CE; Higgins R, Bouwman DL, Johnson SD (1978) Pulmonary effects of albumin resuscitation for severe hypovolemic shock. Arch Surg 113:387–392.

[148] Wiederhielm CA, Black LL (1976) Osmotic interaction of plasma proteins with interstitial macromolecules. Am J Physiol 231:638–641.

[149] Wong NLM, Quamme GA (1981) Tubular handling of bicarbonate and chloride in the dog. Am J Physiol 241:F219–F223.

5.2 Elektrolythaushalt

[1]   Adrogué HJ, Madias NE (1981) Changes in Plasma potassium concentration during acute acid-base disturbances. Am J Med 71:456–466.

[2]   Akaike N (1981) Sodium pump in skeletal muscle:central nervous system-induced suppression by α-adrenoceptors. Science 213:1252–1254.

[3]   Akaike N, Hirata A, Kiyohara T, Oyama Y (1983) Neural regulation on the active sodium-potassium transport in hypokalaemic rat skeletal muscles. J Physiol (London) 341:245–255.

[4]   Aurbach GD, Marx SJ, Spiegel AM (1981) Parathyroid hormone, calcitonin and the calciferols. Saunders Philadelphia, London, Toronto, Mexico City, Rio de Janeiro, Sydney, Tokyo (Textbook of endocrinology).

[5]   Bartter F (1980) Clinical problems of potassium metabolism. Contr Nephrol 21:115–122.

[6]   Becher R, Löhren D, Dirusian N (1980) Die akute Hyperkalzämie als onkologische Notfallsituation. Med Welt 31:582–584.

[7]   Behne A, André A (1984) Über einen postoperativen Anfall von familiärer periodischer hypokaliämischer Lähmung. Anästh Intensivther Notfallmed 19:75–77.

[8]   Bia M, DeFronzo RA (1981) Extrarenal potassium homeostasis. Am J Physiol 240:F257–F268.

[9]   Brown MJ, Brown DC, Murphy MB (1983) Hypokalemina from beta$_2$-receptor stimulation by circulating epinephrine. N Engl J Med 309:1414–1419.

[10]   Brown RS (1984) Potassium homeostasis and clinical implications. Am J Med 77 Suppl 5A:3–10.

[11]   Cagliero E, Martina V, Massara F, Molinatti GM (1985) Glucagon-induced increase in plasma potassium levels in type 1 (insulin dependent) diabetic subjects. Diabetologia 24:85–87.

[12]   Cryer PE (1980) Physiolgy and pathophysiology of the human sympathoadrenal neuroendocrine system. N Engl J Med 303:436–444.

[13]   DeFronzo RA, Bia M, Birkhead G (1981) Epinephrine and potassium homeostasis. Kidney Int 20:83–91.

[14]   DeFronzo RA, Bia M, Smith D (1982) Clinical disorders of hyperkalemia. Ann Rev Med 33:521–554.

[15]   DeFronzo RA, Felig P, Ferrannini E, Wahren J (1980) Effect of graded doses of insulin on splanchnic and peripheral potassium metabolism in man. Am J Physiol 238:E412–E427.

[16] Dyckner T, Wester PO (1985) Renal excretion of electrolytes in patients on long-term diuretic therapy for arterial hypertension and/or congestive heart failure. Acta Med Scand 218:443–448.

[17] Edes TE, Sunderrajan EV (1985) Heparin-induced hyperkalemia. Arch Intern Med 145:1070–1072.

[18] Editorial (1986) Hyperkalaemia in diabetic ketoacidosis. Lancet 2:845–846.

[19] Editorial (1986) Hyporeninemic hypoaldosteronism. N Engl J Med 314:1041–1042.

[20] Epstein FH, Rosa RM (1983) Adrenergic control of serum potassium. N Engl J Med 309:1450–1451.

[21] Eugène C, Fingerhut A, Quevauvilliers J (1976) Insuffisance rénale et diabète guèris par l'ablation d'une tumeur villeuse du rectum. Nouv Press Méd 12:781–783.

[22] Ferreiro JE, Arguelles DJ, Rams H (1986) Thyreotoxic periodic paralysis. Am J Med 80:146–150.

[23] Foster DW, McGarry JD (1983) The metabolic derangement and treatment of diabetic ketoacidosis. N Engl J Med 309:159–169.

[24] Giebisch G (1980) Newer aspects of renal tubular potassium transport. Contr Nephrol 21:106–114.

[25] Gill JR (1980) Bartter's syndrome. Ann Rev Med 31:405–419.

[26] Gofferje H (1976) Infusionstherapie heute – 3. Störungen des Kaliumhaushaltes. Med Welt 27:1101–1104.

[27] Goodhart GL, Handelsman S (1985) Gentamicin and hypokalemia (Letter). Ann Intern Med 103:645–646.

[28] Hehrmann R (1984) Auswirkungen von Störungen der Nebenschilddrüsenfunktion auf die Homöostase, ihre Diagnose und Therapie. Springer Berlin, Heidelberg, New York, Tokyo (Der Risikopatient in der Anästhesie, Stoffwechselstörungen).

[29] Hehrmann, R, Keck E (1982) Erkrankungen der Nebenschilddrüsen. Deutsches Ärzteblatt 79, Heft 28:42–48.

[30] Helfant RH (1986) Hypokalemia and arrhythmias. Am J Med 80 Suppl 4A:13–22.

[31] Hollifield JW (1984) Potassium and magnesium abnormalities:Diuretics and arrhythmias in hypertension. Am J Med 77 Suppl 5A:28–32.

[32] Honnart D, Freysz M, Cabanne JF, Guillemain D, Letourneau B (1983) „Crush syndrome" avec hyperkalémie menacaute traitée par saluté bicarbonaté hypertonique. Etude hémodynamique. Cahiers d'Anesthésiol 31:643–645.

[33] Jehanno C, Kaswin D, Jadat R, Duranteau A, Kaswin R, Echter E, Dubost C (1978) Problèmes posés a l'anesthésiste réanimateur par la crise parathyroidienne aigue. Anesth Analg Réanim 5:339–350.

[34] Jungmann E, Schifferdecker E, Althoff PH (1986) Das Syndrom des hyperreninämischen Hypoaldosteronismus beim kritisch kranken Patienten. Med Klin 81:804–807.

[35] Kaswin D, Jehanno C, Jadat R, Duranteau A, Echter E, Dubost C (1978) Réflexions tirées de l'étude de 240 dossiers d'intervention en chirurgie parathyroidienne. Anesth Analg Réanim 35:321-332.

[36] Kearney TE, Manoguerra AS, Curtis GP, Ziegler MG (1985) Theophylline toxicity and the beta-adrenergic system. Ann Intern Med 102:766-769.

[37] Kebler R, McDonald FD, Cadnapaphornchai P (1985) Dynamic changes in serum phosphorus levels in diabetic ketoacidosis. Am J Med 79:571-576.

[38] Knauf H, Simon B, Kather H (1977) Niere und Kaliumhaushalt. Inn Med 4:211-216.

[39] Knight G, Jennings AM, Boulton AJM, Tomlinson, Ward J (1985) Severe hyperkalaemia and ketoacidosis during routine treatment with an insulin pump. Brit Med J 291:371-372.

[40] Knochel JP (1984) Diuretic-induced hypokalemia. Am J Med 77 Suppl 5A:18-27.

[41] Kunis CL, Lowenstein J (1981) The emergency treatment of hyperkalemia. Med Clin N Am 65:165-176..

[42] Kushner RF, Sitrin MD (1986) Metabolic acidosis. Development in two patients receiving a potassium sparing diuretic and total parenteral nutrition. Arch Intern Med 146:343-345.

[43] Lehninger AL (1975) Biochemie. Verlag Chemie, Weinheim.

[44] Löhlein D (1976) Beobachtungen zur Hypophosphatämie während der postoperativen Infusionstherapie. Infusionstherapie 3:312-318.

[45] McCammon RL, Stoelting RK (1984) Exaggerated increase in serum potassium following succinylcholine in dogs with beta blockade. Anesthesiology 61:723-725.

[46] Metzger R, Burke P, Thompson A, Lordon R, Frimpter GW (1971) Hypophosphatemia and hypouricemia during parenteral hyperalimentation with amino-acid-glucose preparation. J Clin Invest 50:65a-66a.

[47] Morgan DB, Young RM (1982) Acute transient hypokalaemia: new interpretation of a common event. Lancet 2:751-752.

[48] Nadler JL, Lee FO, Hsueh W, Horton R (1986) Evidence of prostacyclin deficiency in the syndrome of hyporeninemic hypoaldosteronism. N Engl J Med 314:1015-1020.

[49] Narins RG, Jones ER, Stom MC, Rudnick MR, Bastl CP (1982) Diagnostic strategies in disorders of fluid, electrolyte and acid-base homeostasis. Am J Med 72:496-520.

[50] Nicolis GL, Kahn T, Sanchez A, Gabrilove L (1981) Glucose-induced hyperkalemia in diabetic subjects. Arch Intern Med 141:49-53.

[51] Nusser E, Trieb G, Weidner A (1977) Differentialdiagnostik des EKG. Eine Einführung. Schattauer Stuttgart, New York.

[52] Packer M, Gottlieb SS, Kessler PD (1986) Hormone electrolyte interactions in the pathogenesis of lethal cardiac arrythmias in patients with congestive heart failure. Basis of a new physio-

logic approach to control of arrhythmia. Am J Med 80, Suppl 4A:23–29.

[53] Paice B, Gray JMB, McBride D, Donnelly T, Lawson DH (1983) Hyperkalaemia in patients in hospital. Brit Med J 286:1189–1192.

[54] Paterson CR, Gunn A (1981) Familial benign hypercalcaemia. Lancet 2:61–63.

[55] Porte D, Robertson RP (1973) Control of insulin secretion by catecholamines, stress and the sympathetic nervous system. Fed Proc 32:1792–1796.

[56] Richter EA, Galbo H, Holst JJ, Sonne B (1981) Significance of glucagon for insulin secretion and hepatic glycogenolysis during exercise in rats. Horm Metab Res 13:323–326.

[57] Rude RK, Singer FR (1981) Magnesium deficiency and excess. Ann Rev Med 32:245–259.

[58] Rüdel R (1985) The pathophysiologic basis of the myotonias and the periodic paralyses. McGraw – Hill Book Company New York (Myology).

[59] Schuster HP, Pop T, Weilemann LS (1983) Checkliste Intensivmedizin. Thieme Stuttgart, New York.

[60] Schwarzbach W (1976) Der Einfluß des Serumkaliums auf das Herz bei kardial Kranken. Med Welt 27:692–693.

[61] Seeling W (1984) Vorbereitung und Durchführung der Anästhesie bei Störungen der Nebenschilddrüsenfunktion sowie beim nichtparathyreogenen Hyperkalzämiesyndrom. Springer Berlin, Heidelberg, New York, Tokyo (Der Risikopatient in der Anästhesie. 3. Stoffwechselstörungen).

[62] Seeling W (1985) Hyperkalämie. Hans Marseille Verlag München (Internistische Pharmakotherapie).

[63] Silva P, Spokes K (1981) Sympathetic system in potassium homeostasis. Am J Physiol 241:F151–F155.

[64] Silvis SE, Paragas PD (1972) Paresthesias, weakness, seizures, and hypophosphatemia in patients receiving hyperalimentation. Gastroenterology 62:513–520.

[65] Souron R, Baron D (1978) Aspects actuels de l'anesthésie-réanimation de la chirugie de l'hyperparathyroidie. Anesth Analg Réanim 35:307–320.

[66] Spiegel P (1982) Die toxische Hyperkalzämie. Intensivbehandlung 7:77–86.

[67] Stark P (1971) Kardiovaskuläre Störungen und Hyperkalämie nach Succinylcholin. Anaesthesist 20:458–465.

[68] Sterns RH, Guzzo J, Feig PU (1981) The disposition of intravenous potassium in normal man: the role of insulin Clin Sci 61:23–28.

[69] Swenson ER (1986) Severe hyperkalemia as a complication of timolol, a topically applied β-adrenergic antagonist. Arch Intern Med 146:1220–1221.

[70] Thier SO (1986) Potassium physiology. Am J. Med 80 Suppl 4A:3–7.

[71] Trautwein W (1972) Erregungsphysiologie des Herzens. Urban & Schwarzenberg München, Berlin, Wien (Physiologie des Menschen, Bd. 3, Herz und Kreislauf).

[72] Truniger B, Banz I (1983) Magnesium und Phosphor – die vergessenen Elektrolyte. Schweiz Med Wschr 113:1602–1608.

[73] Viberti GC (1978) Glucose-induced hyperkalaemia: a hazard for diabetics? Lancet 1:690–691.

[74] Walb D (1984) Diagnose der hypokaliämischen gastrischen Alkalose. Dtsch Med Wschr 109:183–185.

[75] Walb D (1984) Therapie der gastrischen Alkalose. Dtsch Med Wschr 109:186.

[76] Wan HH, Lye MDW (1980) Moduretic-induced metabolic acidosis and hyperkalaemia. Postgrad Med J 56:348–350.

[77] Williams ME, Gervino EV, Rosa RM, Landsberg L, Young JB, Silva P, Epstein FH (1985) Catecholamine modulation of rapid potassium shifts during exercise. N Engl J Med 312:823–827.

[78] Williams ME, Rosa RM, Silva P, Brown RS, Epstein FH (1984) Impairment of extrarenal potassium disposal by α-adrenergic stimulation. N Engl J Med 311:145–149.

[79] Woods SC, Porte D (1974) neural control of the endocrine pancreas. Physiol Rev 54:596–619.

[80] Zantvoort FA, Derkx FHM, Boomsma F, Roos PJ, Schalenkamp MADH (1986) Theophylline and serum electrolytes (letter). Ann Intern Med 104:134.

5.3 Störungen der Säuren-Basen-Regulation

[1]   Adrogué HJ, Chap Z, Ishida T, Field B (1985) Role of the endocrine pancreas in the kalemic reponse to acute metabolic acidosis in conscious dogs. J Clin Invest 75:798–808.

[2]   Adrogué HJ, Madias NE (1981) Changes in plasma potassium concentration during acute acid-base disturbances. Am J Med 71:456–466.

[3]   Adrogué HJ, Wilson H, Boyd AE, Suki WN, Eknoyan G (1982) Plasma acid-base patterns in diabetic ketoacidosis. New Engl J Med 307:1603–1610.

[4]   Appel D, Rubenstein R, Schrager K, Williams HH (1983) Lactic acidosis in severe asthma. Am J Med 75:580–584.

[5]   Bates RG (1981) The modern meaning of pH (1981) CRC Crit Rev Anal Chem. 10:246–278.

[6]   Bettice JA, Gamble JL (1975) Skeletal buffering of acute metabolic acidosis. Am J Physiol 229:1618–1624.

[7]   Brackett NJ, Wingo CF, Muren O, Solano JT (1969) Acid-base response to chronic hypercapnia in man. N Engl J Med 280:124–130.

[8]   Buckley BM, Broughton PMG, Russel LJ, Carter TJN (1984) New ways with old ions. Ann Clin Biochem 21:75–77.

[9]   Burnell JM, Villamil MF, Uyeno BT, Scribner BH (1956) The effect in humans of extracellular pH change on the relationship between serum potassium concentration and intracellular potassium. J Clin Invest 35:935–939.

[10] Busa WB, Nuccitelli R (1984) Metabolic regulation via intracellular pH. Am J Physiol 246:R409–R438.

[11] Davies AO (1984) Rapid desensitization and uncupling of human β-adrenergic receptors in an in vitro model of lactic acidosis. J Clin Endocrinol Metab 59:398–405.

[12] Documenta Geigy (1968) Wissenschaftliche Tabellen. JR Geigy AG, Pharma Basel.

[13] Editorial (1986) Lactic acidosis: The case against bicarbonate therapy. Ann Intern Med 105:276–279.

[14] Eells JT, McMartin KE, Black K, Virayotha V, Tisdell RH, Tephly TR (1981) Formaldehyd poisoning. Rapid metabolism to formic acid. J Am Med Ass 246:1237–1238.

[15] Felts PW (1983) Ketoacidosis. Med Clin N Am 67:831–841.

[16] Foster DW, McGarry JD (1983) The metabolic derangement and treatment of diabetic ketoacidosis. N Engl J Med 309:159–169.

[17] Fraley DS, Adler S, Bruns FJ, Zett B (1980) Stimulation of lac-

tate production by administration of bicarbonate in a patient with a solid neoplasm and lactic acidosis. N Engl J Med 303: 1100–1102.

[18] Gamblin GT, Ashburn RW, Kemp DG, Beuttel SC (1986) Diabetic ketoacidosis presenting with a normal anion gap. Am J Med. 80:758–760.

[19] Gill JR (1980) Bartter's syndrome. Ann Rev Med 31:405–419.

[20] Gluck S, Kelly, Al-Awqati Q (1982) The proton translocating ATPase responsible for urinary acidification. J Biol Chem 257: 9230–9233.

[21] Grünert A (1980) Hyperlactatämie – Lactazidose. Med Welt 31:52–56.

[22] Hale PJ, Crase J, Nattrass M (1984) Metabolic effects of bicarbonate in the treatment of diabetic ketoacidosis. Brit Med J 289:1035–1038.

[23] Hamm L, Jacobson HR (1986) Mixed acid-base disorders. In: Kokko JP, Tannen HR (eds.) Fluids and electrolytes, p 382. WB Saunders: Philadelphia, London, Toronto, Mexico City, Rio de Janeiro, Sydney, Tokyo, Hong Kong.

[24] Hillman KM (1983) Resuscitation in diabetic ketoacidosis. Crit Care Med 11:53–54.

[25] Holleman AF, Wiberg E (1964) Lehrbuch der anorganischen Chemie. Walter de Gruyter & Co.: Berlin.

[26] Irsigler K, Kaspar L, Bruneder H, Lageder H (1977) Kein freies Wasser bei der Therapie des „Coma diabeticum hyperosmolare"! Dtsch. Med. Wschr. 102:1655–1661.

[27] Kokko JP, Tannen RL (1986) Fluids an eletrolytes. WB Saunders: Philadelphia, London, Toronto, Mexico City, Rio de Janeiro, Sydney, Tokyo, Hong Kong.

[28] Kreisberg RA (1978) Diabetic ketoacidosis: New concept and trends in pathogenesis and treatment. Ann Intern Med 88:681– 695.

[29] Kreisberg RA (1984) Pathogenesis an management of lactic acidosis. Ann Rev Med 35:181–193.

[30] Krone W, Greten H (1987) Therapie der diabetischen Ketoacidose. Dtsch Med Wschr 112:1178–1180.

[31] Kushner RF, Sitrin MD (1986) Metabolic acidosis. Development in two patients receiving a potassium-sparing diuretic and total parenteral nutrition. Arch Intern Med 146:343–345.

[32] Lehninger AL (1975) Biochemie. Verlag Chemie: Weinheim.

[33] Lever E, Jaspan JB (1973) Sodium bicarbonate therapy in severe diabetic ketoacidosis. Am J Med 75:263–268.

[34] Luft D, Deichsel G, Schmülling RM, Stein W, Eggstein M (1983) Definition of clinically relevant lactic acidosis in patients with internal diseases. Am J Clin Path 80:484–489.

[35] McAuliffe JJ, Lind LJ, Leith DE, Fencl V (1986) Hypoproteinemic alkalosis. Am J Med 81:86–90.

[36] Mitchell P, Moyle J (1969) Estimation of membrane potential and pH difference across the cristae membrane of rat liver mitochondria. Europ J Biochem 7:471–484.

[37] Mitchell JH, Wildenthal K, Johnson R (1972) The effects of acid-base disturbances on cardiovascular and pulmonary function. Kindney Int. 1:375–389.

[38] Molony DA, Jacobson HR (1986) Respiratory acid-base disorders. In: Kokko JP, Tannen RL (eds.) Fluids and electrolytes, p. 305, WB Saunders: Philadelphia, London, Toronto, Mexico City, Rio de Janeiro, Sydney, Tokyo, Hong Kong.

[39] Müller-Plathe O (1982) Säuren-Basen-Haushalt und Blutgase. Thieme-Verlag: Stuttgart, New York.

[40] Pearl RG, Rosenthal MH: Metabolic alkalosis due to plasmapheresis. Am J Med 79:391–393.

[41] Pfenninger E, Mehrkens HH, Ahnefeld FW (1984) Tierexperimentelle Studie zur Beeinflussung des erhöhten intrakraniellen Druckes durch THAM (Trishydoxymethylaminomethan) und Natriumbicarbonat. Anästh Intensivther Notfallmed 19: 179–183.

[42] Poli S, Vincent A, Perret C (1985) L'acidose lactique. Ann Fr. Anesth Réanim 4:47–58.

[43] Rice K, Schwartz SH (1985) Lactic acidosis with small cell carcinoma. Rapid response to chemotherapy. Am J Med 79:501– 503.

[44] Rocher LL, Tannen RL (1986): The clinical spectrum of renal tubular acidosis. Ann Rev Med 37:319–331.

[45] Roos A, Boron WF (1981): Intracellular pH. Physiol Rev 61:296–434.

[46] Rosival V (1987) The influence of blood hydrogen ion concentration on the level of consciousness in diabetic ketoacidosis. Ann Clin Res 19:23–25.

[47] Rothe (1984) Der Einfluß von respiratorischen und nichtrespiratorischen (metabolischen) Veränderungen des extrazellulären pH-Wertes auf den intrazellulären pH-Wert verschiedener Rattengewebe in vivo. Beziehungen zwischen extra- und intrazellulären Säuren-Basen-Haushalt in klinisch relevanten Normal- und Extrembereichen. Anästh Intensivther Notfallmed 19:184–190.

[48] Rothe KF (1984) Tierexperimentelle Untersuchungen zur Wirkung von Trispuffer (THAM) und Natriumbicarbonat. Einflüsse auf die extrazelluläre Bicarbonatkonzentration in vivo. Anästh Intensivther Notfallmed 19:191–194.

[49] Rothe KF, Schorer R (1985) Der Säuren-Basen-Haushalt in der Anästhesiologie und operativen Intensivmedizin. Physiologie, Pathophysiologie und Klinik der Azidosen. Anästh Intensivther Notfallmed 20:69–75.

[50] Rothe KF, Schorer R (1985) Der Säuren-Basen-Haushalt in der Anästhesiologie und operativen Intensivtherapie. Physiologie, Pathophysiologie und Klinik der Alkalosen und gemischten Störungen. Anästh Intensivther Notfallmed 20:111–118.

[51] Schatz H (1983) Diagnostik und Therapie des Coma diabeticum. Inform Arzt 11, Heft 19:46–49.

[52] Stacpoole PW, Harmann EM, Curry SH, Baumgartner TG, Misbin RI (1983) Treatment of lactic acidosis with dichloroacetate. N Engl J Med 309:390–396.

[53] Stimpel M, von zur Mühlen A (1986) Diagnose des primären Aldosteronismus Dtsch Med Wschr 111:1484–1486.

[54] Stimpel M, Dralle H, von zur Mühlen A (1986) Therapie des primären Aldosteronismus. Dtsch Med Wschr 111:1487–1488.

[55] Swartz RD (1986) Fluid, electrolyte, and acid-base changes during renal failure. In: Kokko JP, Tannen HR (eds.) Fluids and electrolytes, p. 548. WB Saunders: Philadelphia, London, Toronto, Mexiko City, Rio de Janeiro, Sydney, Tokyo, Hong Kong.

[56] Toto RD (1986) Metabolic acid base disorders. In: Kokko JP, Tannen RL (eds.) Fluids and electrolytes, p. 229. WB Saunders: Philadelphia, London Toronto, Mexico City, Rio de Janeiro, Sydney, Tokyo, Hong Kong.

[57] Walb D (1984) Diagnose der hypokaliämischen gastrischen Alkalose. Dtsch Med Wschr 109:183–185.

[58] Walb D (1984) Therapie der gastrischen Alkalose. Dtsch Med Wschr 109:186.

[59] Wan HH, Lye MDW (1980) Moduretic-induced metabolic acidosis and hyperkalaemia. Postgrad Med J 56:348–350.

[60] Whittaker J, Cuthbert C, Hammond V, Alberti KGMM (1981) Impaired insulin binding to isolated adipocytes in experimental diabetic ketoacidosis. Diabetologia 21:563–568.

[61] Worthley LIG (1986) Hyperosmolar coma treated with intravenous sterile water. A study of three cases. Arch Intern Med 146:945–947.

[62] Wrong OM, Feest TG (1980) The natural history of distal renal tubular acidosis. Contr Nephrol 21:137–144.

5.4 Spurenelemente

[1] Bersin T (1963) Biochemie der Mineral- und Spurenelemente. Akademische Verlagsgesellschaft Frankfurt am Main..

[2] Betke K, Bidlingmaier F, eds. (1975) Spurenelemente in der Entwicklung von Mensch und Tier. Urban & Schwarzenberg, München, Berlin, Wien.

[3] Kruse-Jarres JD, ed. (1979) Zinkstoffwechsel. Bedeutung für Klinik und Praxis. TM-Verlag, Bad Oeynhausen.

[4] Moore CV, Brown EB (1967) Der Eisenstoffwechsel. JR Geigy AG, Basel, Acta clinica.

[5] Prasad AS, Oberleas D, eds. (1976) Trace elements in human health and disease. Vol. I, zinc and copper. Academic Press, New York, San Francisco, London.

[6] Prasad AS, Oberleas D, eds. (1976) Trace elements in human health and disease. Vol. II, essential and toxic elements. Academic Press, New York, San Francisco, London.

[7] Seeling W (1981) Experimentelle Untersuchungen zur Stellung des Spurenelements Chrom in der parenteralen Ernährung. Habilitationsschrift, Universität Ulm.

[8] Shapcott D, Hubert J, eds. (1979) Chromium in nutrition and metabolism. Elsevier, North-Holland Biomedical Press, Amsterdam, New York, Oxford.

[9] Underwood EJ (1977) Trace elements in human and animal nutrition. Academic Press, New York, London.

[10] Wirth W, Hecht G, Gloxhuber C (1971) Toxicologie-Fiebel. Thieme, Stuttgart.

[11] Zumkley H, ed. (1983) Spurenelemente, Grundlagen-Äthiologie-Diagnose-Therapie. Thieme, Stuttgart, New York.

[12] Zumkley H, ed. (1984) Spurenelemente in der inneren Medizin unter besonderer Berücksichtigung von Zink. Innovations-Verlagsgesellschaft mbH.

6 Stichwortverzeichnis